もったいない
コンサルト

編
矢吹 拓

「他科」「他職種」が
本気で喜ぶ依頼のしかた

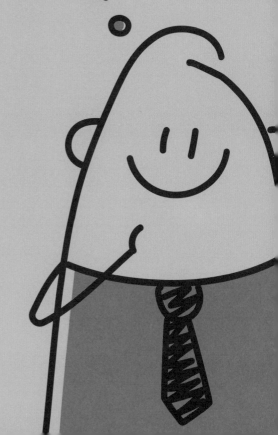

じほう

はじめに

　日々の医療現場で起こっているさまざまなコンサルテーションでは，さまざまなドラマがあると思います。私自身「総合診療医」という立場で，病院内外で仕事をしていると，多くの方々とやりとりする機会があります。そのなかでは，うまくいったこともあれば，うまくいかなかったこともありました。また，少し立ち止まって考えれば，自分には見えていない出来事もたくさんあると思いますし，時には「裸の王様」になっていることも少なくないのかなと思います。「矢吹先生っていつも○○なんだよね」といった話も，恐らく数多くあるのだと思います。

　　　　　「他山の石以て玉を攻むべし」

は中国の故事成語ですが，大辞泉によると「よその山から出た質の悪い石でも，自分の玉を磨くのに役立てることができる」とあります。本書のなかには多くの「他山の石」が出てきます。また，「他山の玉」もご紹介いただきました。もし，このなかのいくつかが，読者の皆様の日々の臨床に少しでも役立てばこんなに嬉しいことはありません。もちろん，なかには「自分はこれには納得できない」「もっと良い方法がある」などといったご意見もあると思います。その

ようなお声はぜひお寄せいただけると嬉しいです。コンサルテーションには，必ずしも正解や王道があるわけではなく，現場ごとに最適解は異なると思います。事例を参考に現場実践につなげていただければと思います。

　最後になりましたが，本書ではさまざまな事例をアンケートで伺いました。ご協力いただいた皆様本当にありがとうございました。残念ながら書籍内にはご紹介できなかった内容も多くありましたが，編者である私は大変楽しく，時に驚きながら読ませていただきました。本当にありがとうございました。また，何かでご一緒できると嬉しいです。末尾となりましたが，本書は，じほうの松浦 美紗希さんのお力添えなくしては完成することはなかったと思います。遅々として進めない不甲斐ない編者を叱咤激励し，ここまで導いてくださったことを心から感謝申し上げます。

2024年4月

栃木医療センター内科部長

矢吹 拓

〔執筆者一覧〕

◉編集

矢吹 拓　　　国立病院機構 栃木医療センター 内科部長

◉執筆（掲載順）

矢吹 拓　　　国立病院機構 栃木医療センター 内科部長

小野 亮平　　千葉大学医学部附属病院循環器内科

三原 弘　　　札幌医科大学総合診療医学講座

數寄 泰介　　町田市民病院呼吸器内科

赤澤 奈々　　名古屋市立大学医学部附属東部医療センター感染症内科

伊東 直哉　　名古屋市立大学大学院医学研究科感染症学分野 主任教授／
　　　　　　　名古屋市立大学医学部附属東部医療センター感染症内科 部長

原 裕樹　　　東京ベイ・浦安市川医療センター腎臓・内分泌・糖尿病内科

坂井 正弘　　浦安ツバメクリニック／東京ベイ・浦安市川医療センター腎臓・内分泌・糖尿病内科

竹内 亮子　　亀田総合病院脳神経内科

岡崎 研太郎　九州大学大学院医学研究院臨床医学部門地域医療教育ユニット

花岡 亮輔　　上都賀総合病院リウマチ膠原病内科 部長

清水 郁夫　　千葉大学医学部医学教育研究室 特任教授／
　　　　　　　千葉大学医学部附属病院医療安全管理部 部長補佐

田中 和美　　群馬大学医学部附属病院医療の質・安全管理部 部長／
　　　　　　　群馬大学大学院医学系研究科医療の質・安全学講座 教授

斉藤 究　　　さいとう整形外科リウマチ科院長

峯 裕　　　　独立行政法人国立病院機構東京医療センター脳神経外科／
　　　　　　　慶應義塾大学医学部脳神経外科学教室

月永 洋介　賛永会さつきホームクリニック 理事長

高村 昭輝　富山大学附属病院総合診療科

本多 泉　東京都立多摩総合医療センター産婦人科

西山 健治郎　社会福祉法人桜ヶ丘社会事業協会桜ヶ丘記念病院

平形 寿彬　順天堂大学医学部附属順天堂医院眼科

高橋 優二　井上病院総合内科

安部 正敏　廣仁会 札幌皮膚科クリニック 院長

日下部 明彦　横浜市立大学医学部医学科 総合診療医学 准教授

湯浅 秀道　独立行政法人 国立病院機構 豊橋医療センター 歯科口腔外科

髙橋 淳　霞が関キャピタルグループ KC-Welfare 株式会社 運営本部

田貝 泉　社会医療法人三宝会 南港病院 法人本部三宝会総合支援センター 在宅栄養専門管理栄養士

寺澤 佳洋　口之津病院 内科・総合診療科

町谷 安紀　社会医療法人生長会 阪南市民病院 薬剤部／医療安全管理室／感染管理室／法人医療安全・危機管理室

曽我 あすか　パル薬局／一般社団法人ミライ在宅委員会

有馬 ひとみ　前橋赤十字病院 臨床検査科部

山本 剛　大阪大学大学院医学系研究科変革的感染制御システム開発学寄附講座／大阪大学医学部附属病院感染制御部

濱野 将行　一般社団法人えんがお 代表理事

　本書では制作にあたり，コンサルテーションの事例をアンケートにて募集いたしました。その結果，多種多様な職種，医師，歯科医師，看護師，薬剤師，臨床検査技師，臨床工学技士，管理栄養士，作業療法士，鍼灸師，第2種滅菌技士，保健師，社会福祉士，ソーシャルワーカー，事務，医局秘書，施設職員，包括職員，大学教員，大学院生——など総勢136名の方からご回答いただきました。いただきましたコメントは一部コラムとして掲載し，第3章ではご回答者を中心に深掘りしてご執筆いただきました。お忙しいなかご協力賜りましたこと，この場を借りて御礼申し上げます。

編集部

Contents

第1章　喜ばれるコンサルテーションとは

01　患者さんのためのコンサルテーション・スキル　　矢吹 拓

第2章　他科コンサルテーション

01　循環器内科　　小野 亮平

02　消化器内科　　三原 弘

08　リウマチ膠原病内科　　　　　　　　　　　　　花岡 亮輔

09　血液内科　　　　　　　　　　　　　　　　　　清水 郁夫

10　外科　　　　　　　　　　　　　　　　　　　　田中 和美

11　整形外科　　　　　　　　　　　　　　　　　　斉藤 究

第3章 多職種コンサルテーション

01 治療方針

02　薬

03　検査

04　リハビリ

本書のご利用にあたって

Chapter 1:
What Makes a Consultation Valuable?

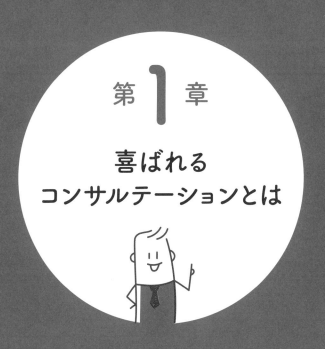

第 **1** 章

喜ばれる
コンサルテーションとは

Consultation Skills for Patients

コンサルテーションに求められるもの

　医療において，コンサルテーションは治療方針を決定するうえで重要なプロセスの一つです。チーム医療の時代では，1人の医師がすべての問題を解決することは現実的ではなく，コンサルテーションを通して専門職同士が協働していくことが必要になります。適切なコンサルテーションがなされれば，患者にとって最善の医療が提供され，より個別性の高い選択肢を提示することができます。

　一方で，コンサルテーションはその構造上の難しさから，うまくいかない事例や関係者同士のトラブルにつながる事例も散見されます。本書は，各領域の実践者からコンサルテーションにおける悲喜こもごもをご紹介いただき，他山の石として学ぼうという企画です。本稿では総論として，「コンサルテーション」の構造的な特徴を確認し，コンサルテーションをする際に陥りやすいピットフォールについて考えていきたいと思います。

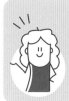

そもそも，コンサルテーションとは？

　コンサルテーションとは，「異なる専門性をもつ複数の者が，援助対象である患者や課題について検討し，よりよい援助について話し合うプロセス」と定義されています。コンサルテーションは単なる意見交換ではなく，複数の支援者が協働して患者を支援する共同作業といえます。もう少し具体的に構造を見てみましょう。コンサルテーションの登場人物は，コンサルトを受ける側（コンサルタント，consultant），コンサルトする側（コンサルティ，consultee），患者の三者であり，コンサルタントとコンサルティの両者が協力して患者の問題を解決していくという構造になっています（**図1**）。

　ここで注目したいのは，コンサルテーションにおける三者それぞれの役割や関係性です。コンサルタントは，原則コンサルティを支援しながら間接的に患者の援助を行う立場です。コンサルテーションの構造上，コンサルティから依頼される側であり，知識や技術において，コンサルティや患者にはないものを提供する立ち位置になりま

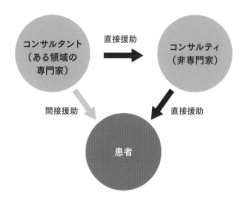

図1　コンサルタントとコンサルティ

す。一方コンサルティは，問題解決の最前線で，患者の健康問題を直接援助する立場になります。自身で対応可能な範囲を見極め，何を，誰に，どのようなカタチでコンサルテーションするか判断し，適切なコンサルタントに支援を要請し，その結果を踏まえて直接的な患者支援にあたります。患者は，コンサルティからの直接支援を受けつつ，コンサルタントの意見や援助を間接的に（時には直接的にも）受けることになります。

　この構造の特徴の一つは，三者関係が生じていることだと思います。三者の関係性や方向性が対等ではないことが，時に不均衡を生じさせます。特にコンサルティは立場上，コンサルタントと患者の間で板挟み状態になることがあります。また，状況によっては複数のコンサルタントにコンサルテーションを行ったり，患者だけでなく患者家族とのやり取りを行ったりすることもあり，対応は複雑化しがちです。コンサルティはコンサルタントの力量を最大限引き出しながら，患者ケアの個別化・最適化を目指すコーディネーターとしての役割も果たす必要があるのです。

コンサルテーションにはどんなスキルが必要？

　コンサルテーションでは，それぞれの立場で必要とされるスキルが異なってきます。主にコンサルティやコンサルタントの立場から求められるスキルについて考えてみましょう。

　コンサルティは患者の抱える臨床情報を十分把握したうえで，適切にコンサルタントと情報共有する役割があります。そのために，患者の臨床情報を引き出し，整理するスキルが不可欠です。臨床情報の引き出し方，病歴聴取の詳細は成書に譲りますが，病歴・身体診察に加えて，プライマリケアのレベルで実施可能な検査も駆使して臨床情報を整理していきます。また，単なる生物医学的な"プロブレム"だけでなく，心理・社会的背景にも耳を傾け，実際の患者の困りごとや生活への影響，期待などを明らかにしていきます。このプロセスはいわゆる「患者中心の医療の方法」ということができると思います。

　情報収集の際には，コンサルティが情報の取捨選択において情報バイアスが生じやすいことも念頭に置いておきましょう。適切なコンサルトをするために，患者情報を医療用語に変換する方法として「semantic qualifier（SQ）」を用いると，鑑別診断の絞り込みや疾患想起などに役立ち，その後のコンサルテーションでも役立ちます。

---

semantic qualifier とは

semantic qualifier（SQ）は，臨床推論手法の一つで，「意味のある限定詞」を意味します。患者に関する情報を普遍的な医学用語に置き換えたもので，疾患の想起や文献検索，鑑別診断の絞り込みを容易にすることを目的としています。例えば，「受診の2日前から，体中のあちこちの関節が腫れて，痛みが強く，診察上も熱感がある」といった病歴の場合のSQは，「急性多関節炎（acute polyarthritis）」となり，このkey wordで鑑別診断を考え，論文検索をしたほうがわかりやすくなります。

　一方でSQに落とし込むことで，ふるい落とされてしまう情報もあるので，「虫の目，鳥の目」の精神で，全体像を意識しながら患者情報を整理していきましょう。

　情報共有においては特にコンサルティの力量が試されます。①どの臨床課題を，②誰に，③どのような方法で，コンサルタントに伝えるべきか，必要な情報が患者から抽出できているかが重要です。

● どの臨床課題をコンサルトするか？

　コンサルトする臨床課題には大きくわけて2つのカテゴリーが存在します。1つは問題が明確で専門性が高い臨床課題です。例えば，悪性腫瘍が判明し当該診療科での外科的治療をお願いする場合などがこれにあたります。もう1つは，問題が不明確で何を考えてよいかわからない，いわゆる不確実性が高い状態の場合です。初期評価を行っても原因がわからない呼吸困難症状を呈した患者を診た場合に，どこにコンサルトするか？といったテーマがここに該当します。

　前者は比較的コンサルテーション難度は低く，事前に病院や地域でのルールがあることも多いです。また，原則はコンサルタントに診療そのものを引き継ぐことが多く，トラブルはそれほど起きにくい臨床課題です。一方，後者は患者の重症度やコンサルティの守備範囲によって対応が大きく異なってきます。この段階では，臨床課題の全体像が見えない，解決方法がわからない，などの未分化な状態であり，コンサルテーションを行うかどうかも悩ましい状況といえます。未分化な健康問題に対して，むやみにコンサルテーションをしすぎると，問題がより複雑になる可能性もあります。コンサルティの不安を解消するためだけのコンサルテーションは，周囲のコンサルタントや患者への負担につながりますので，本当にコンサルテーションが必要かは十分吟味しましょう。もちろん重症度が高い場合にはその限りではないこともあります。

　東畑開人氏の著書「ふつうの相談」[1]では，臨床においては「学派知」とよばれるような学術的・専門的な対応だけでなく，現場で話を聞き，質問し，説明やアドバイスをすることにとどめるような「現場知」「世間知」とよばれる"ふつうの相談"もあることが紹介されています。コンサルテーションにおいても，適切なタイミングで「コンサルテーションを行う」重要性とともに，「コンサルテーションしない」という選択肢があります。コンサルティは「この問題を解決すべきか？」と考えることが求められています。類似の概念としては，Joanne Reeve氏が近著「Medical Generalism, Now!」[2]で提唱した「flipped consultation」という概念も興味深いです。臨床課題について，まずは心理・社会的サポートを優先的に行い，それでも解決しない問題について診断・治療のための医学生物学的な選択肢を選ぶという考え方です。前者がふつうの相談的なアプローチで，後者は専門的なアプローチで，コンサルテーションもその選択肢の一つになるのではないかと思います。

● 誰にコンサルトするか？

　ある臨床課題についてコンサルテーションを行う場合には，誰にコンサルトするかが重要になります。コンサルテーションの相手を誤ると適切な回答が得られず，患者にとって不要な時間や費用負担を強いることにもつながります。病院や地域ごとに利用可能なリソースは異なりますし，同じ専門診療科だったとしてもそれぞれの得意分野が異なることがあります。まずは，自らの診療範囲のなかで利用可能なコンサルタントの情報を十分把握しておきましょう。こういった情報は医師だけでなく，ケアマネジャーや地域連携室，看護師や医療福祉士など多職種が把握していることが多いです。また，過去の経験から得られる情報や，診療外でのやり取りのなかで得られる情報もあり，現場知として共有できるとよいでしょう。また，コンサルテーション後にコンサルタントから返ってくる返書やフィードバックによって，コンサルタントの特性を把握することも可能です。

● どのような方法でコンサルトするか？

コンサルトの方法は，時代によって大きく変わってきました。以前は直接対面や電話などでやり取りする方法が多かったと思いますが，最近ではメールや書面でのやり取りが増えていると思います。一方，より複雑なテーマでは，ニュアンスを伝えるために直接やり取りすることが必要になることもあります。直接コンサルトする場合には，SBAR（**表1**）などを用いた簡潔で的を射た情報共有を心がけるとよいです。

表1　SBAR

状況	Situation
背景	Background
評価	Assessment
提案	Recommendation

> SBARは医療現場において，多職種がわかりやすく相手に情報伝達するためのフレームとして開発されたものです。医療安全の枠組みのなかで提案され，①状況（Situation），②背景（Background），③評価（Assessment），④提案（Recommendation）の順番で相談することで過不足なく情報共有ができるといわれています。

コミュニケーションスキル

コンサルテーションにおいて必要なコミュニケーションスキルは，これまでに述べてきた，①話を聴きニーズを理解する（情報収集），②相手に伝わるように話す（情報共有），③対話を通して良好な関係性を築く，にほかなりません。

とはいえ，こうした対応を心がけても，時にコンサルテーションにおけるトラブルが起きることはあります。コンサルティもコンサルタントも人間ですので，どうしても対象者と意見が食い違ったり，揉めたりすることもあるでしょう。コンサルトのタイミング，例えば，時間，周囲の状況などによって冷静な判断が下せないこともあるかもしれません。

そんなとき，私が意識するようにしているのは，コンサルタントもコンサルティも最終的に「患者さん」という共通の支援対象の利益を目指して働いているチームの一員だということです。この大前提に立ち，食い違った内容をもう一度メタ認知的視座から眺めてみると，実はアプローチ方法に違いがあるだけで目標は一緒だったと気付くこともあります。コンサルティはコンサルタント側の難しさにも目を向けてみましょう。コンサルタントは実際に患者を診療しないでコンサルトを受けることもあり，純粋に直接自ら診察して判断するときと比較すると，コンサルティを介することで情報にバイアスがかかってしまう可能性はあると思います。また，短時間で効果的な対処をしなくてはいけないという重圧も決して少なくありません。こういった両者の置かれた背景や立場の違いに目を向けることで，相互理解が深まると思います。

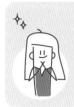

コンサルテーションは成長のチャンス

　故 日野原重明氏は「コンサルテーションは，アートである」と述べたそうですが，コンサルテーションは複雑で個別性が高いソフトスキルであり，確かにアート的な要素があると思います。日々の診療のなかでコンサルテーションを繰り返すことを通して，コンサルタントもコンサルティもともに成長することができます。本書の主眼は，コンサルテーションにおける成功と失敗を共有することを通して，コンサルテーションの疑似体験をすることです。

　コンサルティはコンサルタント経験を通して，今後出会う類似した課題をもつ患者さんに有効にアプローチできるようになり，より適切なタイミングでコンサルトできるようになります。また，コンサルテーションという枠組みを通して，第三者的な視点を得ることができ，診療の質の担保につながり，患者の意思決定支援に対するコンサルティの心理的負担を軽減することもできます。コンサルティが成長していくことで，患者の問題が顕在化する前に一次予防的な対応や，早期発見・早期対処が可能になることもあります。

　コンサルタントも同様に，コンサルティへのアドバイスを繰り返すことで，間接的な情報から臨床課題を判断し，どのようなアドバイスがより有効かを学ぶことができます。また，コンサルティに情報提供し，ともに問題解決を行うことで，コンサルティを教育するという役割もあります。コンサルタントによって教育されたコンサルティが増えてくることで，より広い範囲で患者ケアや課題解決を行うことができるようになります。

最も重要なのは「患者中心性」

　ここまでは，コンサルテーションにおける支援側のコンサルティとコンサルタントについて述べてきました。しかし，最も重要なのは「患者アウトカムにつながっているか？」ということです。いくら医療者同士の連携が進んだとしても，それが患者利

益につながっていなければ残念ながらあまり意味がありません。

　本書で紹介されているコンサルテーションにおける「ありがたい」「もったいない」もあくまで，患者中心で考える必要があります。特に医療が高度化・複雑化し，高齢者が増加し，社会背景も多様になっている現在，画一化した医学生物的なアウトカムだけでなく，患者さん自身が真に求めているものを明らかにする必要があります。近年患者中心のアウトカム（patient-reported outcome；PRO）が注目を集めていますが，コンサルテーションにおいても，その目的が患者さんの求めているものにつながっているかは常に対話を通して修正していくとよいでしょう。

奥深いコンサルテーションの世界へ

　コンサルテーションの構造を紹介し，コンサルテーションに必要なスキルやコンサルテーションがもたらすものを見てきました。コンサルテーションを通して形成されるコンサルタントとコンサルティの関係性や成長，患者中心性を大事にして患者と対話を繰り返す姿勢は，診療における醍醐味です。コンサルテーションにおける「もったいない」瞬間，「ありがたい」瞬間を無駄にせず，成長につなげていきましょう。

（引用文献）
1）　東畑開人：ふつうの相談. 金剛出版，2023
2）　Joanne Reeve：Medical Generalism, Now!: Reclaiming the knowledge work of modern practice. CRC press, pp49-55, 2023

Chapter 2:
Consultation with Other Specialities

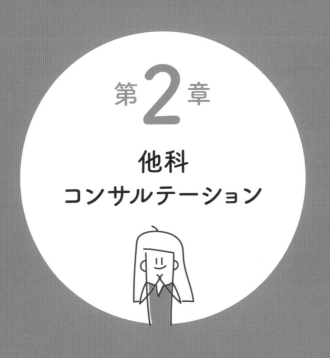

第**2**章

他科
コンサルテーション

Cardiology

ありがた
コンサルト

初発の心房細動を診断したので，抗凝固薬を入れておきました！

循環器内科

例えばこんなケース

▶ 70歳女性。高血圧，2型糖尿病で通院中。定期受診時の診察で心音不整があり，心電図で心房細動を認めた。

▶ これまで不整脈や心房細動の指摘はなく，動悸の訴えもなく，脈拍数は80回/分と落ち着いていた。

▶ 年齢，体重，腎機能に応じた適切な用量の抗凝固薬を選択して導入した。

脳梗塞予防には抗凝固薬投与が重要！

　心房細動（AF）は日常診療でよく遭遇し，特に高齢者で有病率の高い疾病です。伏見AFレジストリ（国内のコホート研究）において，心房細動の有病率は1.4％（男性1.7％，女性1.1％）とされていますが，年齢別では70歳代で6.0％（男性7.1％，女性3.4％），80歳以上で7.6％（男性10.5％，女性6.4％）と高くなっています[1]。

　心房細動は脳梗塞の原因となるため，その予防が重要です。抗凝固薬の導入基準を示すCHA$_2$DS$_2$-VAScスコア（**表1**）[2]では，1点で抗凝固薬を考慮可，2点以上で抗凝固薬の使用が推奨されています[3]。従来，抗凝固薬はワルファリンが広く用いられていましたが，近年は直接経口抗凝固薬（DOAC）が多く使用されています。DOACにはアピキサバン，エドキサバン，ダビガトラン，リバーロキサバンがあり，年齢や体重，腎機能に応じて用法・用量を調整する必要があります。本症例は4点なのですぐ抗凝固薬を開始してかまいません。

出血高リスク群には慎重に

　基本的にはCHA$_2$DS$_2$-VAScスコアが1点以上であれば抗凝固療法を選択してよいですが，出血歴や出血傾向のある患者，すでに抗血小板薬を内服している患者では出血リスクが上昇するため，注意を要します[2]。出血リスクの指標となるHAS-BLEDスコア（**表2**）が3点以上になると出血高リスク群とされますが，「高血圧」や「脳卒中」などCHA$_2$DS$_2$-VAScスコアと共通する項目も多いです。そのため，出血高リスク群ではリスクとベネフィットを勘案して抗凝固療法を導入してください。

表1　CHA$_2$DS$_2$-VASc スコア

頭文字	危険因子		点数
C	Congestive heart failure/ left ventricular dysfunction	心不全/左心室機能不全	1
H	Hypertension	高血圧	1
A$_2$	Age ≧75y	年齢（≧75歳）	2
D	Diabetes mellitus	糖尿病	1
S$_2$	Stroke/TIA/TE	脳卒中/TIA/血栓塞栓症の既往	2
V	Vascular disease (prior myocardial infarction, peripheral artery disease, or aortic plaque)	血管疾患 （心筋梗塞の既往，末梢動脈疾患，大動脈プラーク）	1
A	Age 65〜74y	年齢（65〜74歳）	1
Sc	Sex category (i.e. female gender)	性別（女性）	1

最大スコア：9

〔Singer M, et al：JAMA, 315：801-810, 2016より〕

表2　HAS-BLEDスコア

頭文字	危険因子		点数
H	Hypertension	高血圧（収縮期血圧＞160mmHg）	1
A	Abnormal renal and liver function （1 point each）	腎機能障害[*1]	1
		肝機能障害[*2]	1
S	Stroke	脳卒中	1
B	Bleeding	出血[*3]	1
L	Labile INRs	不安定な国際標準比（INR）[*4]	1
E	Elderly（＞65y）	高齢者（＞65歳）	1
D	Drugs or alcohol（1 point each）	薬剤[*5]	1
		アルコール[*6]	1

＊1 腎機能障害：慢性透析，腎移植，血清クレアチニン200μmol/L（2.26mg/dL）

＊2 肝機能障害：慢性肝障害（肝硬変など）または検査値異常（ビリルビン値＞正常上限×2倍，AST/ALT/ALP＞正常上限×3倍）

＊3 出血歴，出血傾向（出血素因，貧血など）

＊4 不安定なINR，高値またはINR至適範囲内時間（TTR）＜60％

＊5 抗血小板薬，消炎鎮痛薬の併用

＊6 アルコール依存症

最大スコア：9

〔Pisters R, et al：Chest, 138：1093-1100, 2010より〕

引用文献

1) 赤尾昌治：日本内科学会雑誌，108：196-203，2019

2) 日本循環器学会/日本不整脈心電学会：2020年改訂版 不整脈薬物治療ガイドライン（https://www.j-circ.or.jp/cms/wp-content/uploads/2020/01/JCS2020_Ono.pdf）（2024年4月閲覧）

3) Camm AJ, et al; ESC Committee for Practice Guidelines（CPG）: Eur Heart J, 33：2719-2747, 2012〔PMID：22922413〕

不明熱が続いているので，感染性心内膜炎の精査として心臓超音波をお願いします！

循環器内科

例えばこんなケース

▶ 80歳女性。もともと寝たきりで認知症もあり疼痛などの訴えはしにくい。38.5℃の発熱で入院し，炎症反応はCRP 10mg/dLと高値であった。

▶ 血液培養，尿培養を提出して抗菌薬を開始するもなかなか解熱せず，炎症反応も高値が持続した。

▶ 体幹部のCTを撮影するも熱源ははっきりせず，鑑別として感染性心内膜炎（IE）を考慮して循環器内科へコンサルトした。培養でもこの時点で有意な菌は検出されていない。

血液培養陰性の感染性心内膜炎はまれ

　古典的な不明熱の定義は「38.3℃以上の発熱が何度か認められる状態が3週間を超えて続き，1週間の入院精査でも原因が不明のもの」であり，不明熱と聞くと，IEや膠原病を思い浮かべる先生は多くいます。確かに鑑別としてIEをあげることは非常に重要ですが，発熱の原因は多岐にわたり，特に高齢で意思疎通が取りにくいと熱源の特定に苦慮することも少なくありません。

　IEの診断には，2000年に改訂された修正Duke診断基準が広く用いられていましたが，2023年に2023 Duke-ISCVID基準が発表されました（**表1**）[1]。大規準として①微生物学的基準，②画像基準，③外科基準があるため，確診するためには②を心臓超音波検査，心臓CT，またはPET/CTで精査することとなります。本症例のように培養が陰性である場合には，仮に②を満たしたとしても，外科手術前であれば，7つある小規準のうち3項目を満たす必要があります。しかし，本症例では発熱以外の小項目を満たしていないため，IEと診断することはできません。

　血液培養陰性のIEもありえなくはないですが，非常にまれです。確かにHACEK群や真菌など一部の菌では発育が非常に遅いため診断が困難なことがありますが，その頻度は低いため[2]，やはり基本的には小規準を少なくとも3項目満たす場合にIEを考慮するべきです。一方で，血液培養が持続的に陽性でありIEが疑われるような場合であれば，迷わず循環器内科にコンサルトして心臓超音波検査を行いましょう。

抗菌薬が効かない不明熱は前提を見直そう

　IE の診断基準にあるように，身体診察も非常に重要な要素となります。Janeway 発疹（**図1**）や Osler 結節がないか，またその他の熱源がないか，全身の身体診察を行いましょう。本患者では左膝の熱感・腫脹・発赤があり，関節穿刺を行ったところ偽痛風の診断となり，その後速やかに解熱しました。抗菌薬が効かない場合は，抗菌薬のスペクトラムから外れている場合や耐性菌の可能性，IE や膿瘍のように菌が持続的に排出されている可能性もありますが，非感染性疾患の除外を考慮することも必要です。

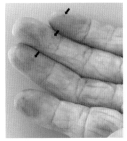

01

循環器内科

図1　Janeway 発疹（矢印部）

表1　2023 Duke-ISCVID 基準

大基準	
微生物学的基準	①血液培養陽性 ・感染性心内膜炎の典型的な細菌が別々で採取された2セット以上で陽性 ・頻度は少ないが感染性心内膜炎の原因となりうる細菌が別々に採取された3セット以上で陽性 ②血清学的検査陽性 ・PCRや核酸検査で *Coxiella burnetii*， *Bartonella spp.*， *Tropheryma whipplei* が陽性 ・*C. burnetii* の phase I IgG 抗体価が800倍以上，または1回でも血液培養で分離される ・*B. henselae* または *B. quintana* の IgM，IgG が検出され，IgG抗体価800倍以上で検出
画像基準	①心エコー，心臓CT検査 ・疣贅，弁／弁尖の穿孔，弁／弁尖の動脈瘤，膿瘍，仮性動脈瘤，心内瘻孔を示す ・心エコーで新規の明著な弁逆流を認める。以前認めた逆流所見の増悪や変化のみでは不十分 ・以前の画像と比較して，新たに人工弁の部分剝離が認められる ② PET/CT 所見 ・自然弁，人工弁，上行大動脈グラフト（弁を含む），心臓内デバイス（リードや人工物）に異常な代謝信号を認める
外科基準	心臓手術中に感染性心内膜炎所見が直接観察される （画像基準やその後の組織所見，微生物学的基準を満たす必要はない）
小基準	
素因	・感染性心内膜炎の既往　　・人工弁　　・心臓弁手術の既往　　・先天性心疾患　　・中等度以上の弁逆流症や弁狭窄症　　・心血管植込み型電子デバイス　　・閉塞性肥大型心筋症　　・静注薬物使用
発熱	38℃以上
血管現象	臨床的，画像的に認められる動脈塞栓，敗血症性肺塞栓，脳膿瘍，脾膿瘍，細菌性動脈瘤，頭蓋内出血，眼瞼結膜出血，Janeway 発疹，化膿性紫斑
免疫学的現象	RF陽性，Osler結節，Roth斑，免疫複合体性糸球体腎炎
微生物	・感染性心内膜炎の原因菌が血液培養陽性だが，大基準を満たさない ・感染性心内膜炎の原因菌が心臓組織，心臓内デバイス，塞栓以外の無菌部位で採取された培養で検出。または弁やワイヤーで，皮膚常在菌のPCRが1回だけ検出され，他に感染性心内膜炎を示唆する証拠が認められない場合
画像所見	人工弁，上行大動脈グラフト（弁を含む），心臓内デバイス留置後3カ月以内で，PET/CTにより異常な代謝信号が認められた
身体所見	心エコーが困難な状況で，聴診により新規に弁逆流が認められた場合 （以前に認められた心雑音の増悪や変化のみでは不十分）

※下線部は2000年版からの変更箇所　　　　　　　　〔Fowler VG, et al : Clin Infect Dis, 77 : 518-526, 2023 より〕

〈引用文献〉
1）　Fowler VG, et al : Clin Infect Dis, 77 : 518-526, 2023〔PMID : 37138445〕
2）　Ono R, et al : Am Heart J Plus, 26, 100248, 2023

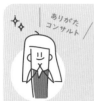

ありがた
コンサルト

体液貯留は改善しましたが，BNP下がりません。
除水は継続しますか？

循環器内科

例えばこんなケース

▶ 85歳女性。慢性心不全，心房細動，高血圧，糖尿病，慢性腎臓病（Cre 1.5mg/dL程度）
で通院中。1カ月前から徐々に下腿浮腫と息切れが増悪。体重も1カ月で3kg増加した。
BNPは650pg/mL（基準値18.4pg/mL以下）と高値であり，胸部X線では胸水も認めて
おり，慢性心不全増悪で入院。

▶ フロセミドによる利尿薬加療で体重は増加する前まで戻り，胸水や下腿浮腫は消失した。
一方で血液検査ではCre 2.0mg/dLと上昇し，BNPは250pg/mLと入院時より低下はし
ているものの依然高値であった。

BNPは過去の値との比較が重要

　本症例のように，除水が進んで体液貯留所見（胸水，下腿浮腫）が消失した場合に
は，BNPが高くとも水分バランスとしては問題ないことも多くあります。心不全診療
においてBNPは重要な指標ですが，一方で非専門医にとって，BNPを単一指標とすべ
きかどうかは悩むポイントかと思います。こうした場合はぜひ専門医に確認してくだ
さい。そのほかの指標としては腎機能や下大静脈径とその呼吸性変動の有無などが参
考となります。

　BNPは個々人でベースラインが異なるため，過去に採血が取られている患者さんで
あれば，過去のベースラインと比較するべきです。日本心不全学会からも，BNPは絶
対的な目標値ではなく，個々人で適正なBNP値は異なるため，過去と同程度であれば
適正値であるとしています[1]。

BNPだけで判断しづらい要因とは

　BNP値が高めに出る病態として腎不全，高齢，心房細動，炎症，甲状腺機能亢進症，
薬剤（サクビトリルバルサルタンなど）などがあります。一方で肥満患者ではBNPが
低めに出ることが知られています[2]。本症例では，心房細動や慢性腎不全を有する高
齢患者であり，BNP値のみでの判断は難しいと考えられます。

引用文献
1) 日本心不全学会：血中BNPやNT-proBNP値を用いた心不全診療の留意点について（http://www.asas.or.jp/jhfs/topics/bnp201300403.html）（2023年4月閲覧）
2) 錦見俊雄，他：Heart View，23（8）：736-744，2019

**胸痛患者ですが，トロポニン陰性で
ST変化もなかったので帰宅としました！**

例えばこんなケース

▶ 50歳男性。既往に高血圧，糖尿病がある。

▶ 1カ月前から再現性のある労作時の胸痛を認めていた。本日は朝安静時に5分間の胸痛が
あり受診。

▶ 救急外来受診時には胸痛は消失しており，心電図ではST変化がなかった。血液検査では
心筋逸脱酵素の上昇はなかったため帰宅とした。

トロポニン陰性でも急性冠症候群の可能性がある！？

　胸痛患者が受診したら，日常診療では特に急性冠症候群を見逃さないことが重要です。特に心筋梗塞では急性心筋虚血が認められますが，胸痛として現れることが多いことから，胸痛がありトロポニンが陽性であれば心筋梗塞の診断となります。一方で，トロポニンが陰性であれば定義上は心筋梗塞とはいえないものの，不安定狭心症については否定ができません。不安定狭心症は問診で診断するため（**表1**），たとえ心筋逸脱酵素（CPK，CK-MB，トロポニン）が上昇していなくても可能性が残ります。

表1　Braunwald分類

重症度	特徴
クラスI 新規発症の重症 または増悪型狭心症	・最近2カ月以内に発症した狭心症 ・1日に3回以上発作が頻発するか，軽労作でも発作が起きる増悪型狭心症。安静狭心症は認められない
クラスII 亜急性安静狭心症	最近1カ月以内に1回以上の安静狭心症があるが，48時間以内に発作が認められない
クラスIII 急性安静狭心症	48時間以内に1回以上の安静時発作がある

〔日本循環器学会：急性冠症候群ガイドライン（2018年改訂版）

（https://www.j-circ.or.jp/cms/wp-content/uploads/2018/11/JCS2018_kimura.pdf）（2024年4月閲覧）より〕

再現性のある胸痛・安静時胸痛は要注意

　特に冠危険因子（高血圧，糖尿病，喫煙，家族歴，高コレステロール血症）がある

患者で，2カ月以内に新規または増悪傾向にある胸痛や安静時胸痛を認めた場合は，常に不安定狭心症を念頭に置く必要があります。胸痛患者で心電図変化やトロポニン上昇があれば迷わずコンサルトすると思いますが，これらがない場合は問診が非常に重要です。再現性のある胸痛や安静時胸痛は急性冠症候群の可能性が高まることから，安易に帰宅はさせずにコンサルトすることが望ましいです。

（参考文献）
・日本循環器学会：急性冠症候群ガイドライン（2018年改訂版）（https://www.j-circ.or.jp/cms/wp-content/uploads/2018/11/JCS2018_kimura.pdf）（2023年4月閲覧）
・Thygesen K, et al; ESC Scientific Document Group : Eur Heart J, 40 : 237-269, 2019［PMID : 30165617］

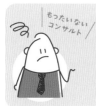

もったいない
コンサルト

入院患者の血圧が低めだったので，β遮断薬はいったん中止しておきました！

循環器内科

例えばこんなケース

▶ 70歳男性。拡張型心筋症による慢性心不全の既往があり，心機能は左室駆出率（LVEF）35％である。

▶ 心保護薬としてカルベジロール，サクビトリルバルサルタン，スピロノラクトン，ダパグリフロジンを内服していた。

▶ 入院時に血圧が90/60mmHgと低めであるため，担当した研修医はすべての内服薬を中止した。

β遮断薬を急激に中止すると危険な理由

　左室駆出率（LVEF）の低下した慢性心不全患者（HFrEF，LVEF＜40％）では，予後改善薬を導入することがガイドラインで推奨されています[1]。近年は the fantastic four とよばれる4種類の心保護薬，すなわち①β遮断薬，②ミネラルコルチコイド受容体拮抗薬，③アンジオテンシン受容体ネプリライシン阻害薬，④SGLT-2阻害薬をHFrEF患者に導入することが予後改善につながることが示されています[2]。特にβ遮断薬の投与については，ごく少量から始め，時間をかけて数日〜2週間ごとに段階的に増量していくことが望ましいとされています[1]。

　一方で，β遮断薬を中止する際，急激に中止をすると心不全が悪化する可能性があ

ります。β遮断薬を投与するとβ受容体数が増加してβ受容体刺激への感受性が亢進しますが，β遮断薬の投与を急に中止すると，β受容体刺激作用が強く出現します。それにより，心収縮力が増強されて血圧上昇や頻脈が起こり，狭心症や心筋梗塞の誘発・悪化を引き起こす恐れがあるためです（離脱症候群）。そのため例えばカルベジロールなら，段階的に漸減・中止する必要がありました[3]。

中止の際はご相談ください！

慢性心不全患者はもともと血圧が低いことが多く，心保護薬として降圧薬を内服している場合も多くあります。そのため内服薬の中止については，循環器内科医への相談後に検討することが望ましいです。ショック状態である場合などは中止もやむをえないと思いますが，ベースの血圧の確認と自覚症状の有無を確認し，可能な限りβ遮断薬の急激な中断は避けることが望ましいです。

引用文献

1) 日本循環器学会／日本心不全学会：2021年JCS/JHFSガイドラインフォーカスアップデート版急性・慢性心不全診療（https://www.j-circ.or.jp/cms/wp-content/uploads/2021/03/JCS2021_Tsutsui.pdf）（2023年4月閲覧）
2) Bauersachs J : Eur Heart J, 42 : 681-683, 2021［PMID : 33447845］
3) 第一三共：アーチスト，添付文書（2021年9月改訂，第19版）

もっと知りたい！

From：Webアンケート
Question：あなたが経験した「もったいないコンサルト」を教えてください

その言動，信頼を失っているかも？

（自分に限らず）前医を批判していたことを患者さんから聞いたときは，もったいないなと思いました。患者さんは前医を信頼していたため，批判を聞いて戸惑っている様子でした。誰かを批判することは，気を付けないとその当人の評判を下げることにもなりかねないと実感します。

また，「連絡をくれればいつでも対応します」と患者さんに伝えていても，必ずしも対応できるとも限らず，そういうときに一気に患者さんからの信頼を失っているのを見ると，もったいないなと思います。気持ちはわかるのですが，電話交換の方や，外来のスタッフにまでそれが伝わっているわけではないので，容赦なく断られることもしばしばです。

（45歳女性，医師・家庭医療科）

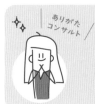

PCI後の抗血小板薬の
減量スケジュールを相談させてください！

ありがた
コンサルト

循環器内科

例えばこんなケース

▶ 60歳男性。高血圧，脂質異常症で近医へ通院していたが，胸痛で来院。

▶ 心電図ではⅡ/Ⅲ/aVFのST上昇を認め，ST上昇型心筋梗塞の診断となり右冠動脈に対して経皮的冠動脈形成術（PCI）を施行した。薬剤溶出性ステントを留置して無事に治療は成功し，アスピリン，プラスグレル，ロスバスタチン，ビソプロロール，エナラプリルが処方され，以降はかかりつけ医でフォローの方針となった。

▶ しかしながらかかりつけ医への紹介状には抗血小板薬に関する指示の記載がなく，確認のため電話した。

PCI後の減量法は確認してもらえるとありがたい

　PCI後の抗血小板薬の継続や減量の判断に悩むことは，特に開業医の先生は多いかと思います。PCI後は通常，抗血小板薬2剤併用療法（DAPT）として，アスピリン＋クロピドグレルまたはプラスグレルを併用することが多いです。DAPT期間は治療の部位やステントの種類，患者の出血因子などによって変わりうるため，減量は治療元に確認することが望ましいです。

抗血小板薬の減量法とは

　一般的なDAPTの継続期間について，近年のガイドラインでは**図1**のようになっています[1]。まず出血リスクを日本語版高出血リスク（HBR）評価基準で評価します。低体重・フレイル，慢性腎臓病，貧血，心不全，抗凝固薬の長期服用，末梢血管疾患，非外傷性出血の既往，脳血管障害，血小板数減少症，活動性悪性腫瘍が主要項目にあげられ，少なくとも1つ当てはまる場合には高出血リスク群に定義されます。一方で日本語版HBRに該当せず，血栓リスクが高いと判断した場合にDAPTは3〜12カ月継続し，その後抗血小板薬単剤療法（SAPT）に変更します。また，血栓リスクが低い場合にはDAPTは1〜3カ月のみで，その後SAPTに変更します。DAPT後のSAPTではP2Y$_{12}$受容体拮抗薬が考慮されるため，クロピドグレルまたはプラスグレル単剤で残すことが多いです（すなわちアスピリンを中止します）。なお，ステント留置後は基本的に抗血小板薬または抗凝固薬を最低1剤は内服継続することが推奨されています。

PCI後でも抗血小板薬を投与しないケースも

　近年，心房細動患者の増加により，心房細動合併虚血性心疾患も増えています。本疾患に対しては抗凝固薬と抗血小板薬を併用する場合がありますが，このように経口抗凝固薬を使用している患者にPCIを行った際の入院中の治療としては，抗凝固薬＋DAPTによる3剤併用療法が選択されます。その後は，抗凝固薬＋P2Y$_{12}$受容体拮抗薬（クロピドグレルまたはプラスグレル）単剤へ変更し，12カ月間使用することが推奨されております（**図1**）。そして12カ月以降は抗凝固薬単剤で使用するため，PCI後であるにもかかわらず抗血小板薬を内服しないこともありえます[2]。

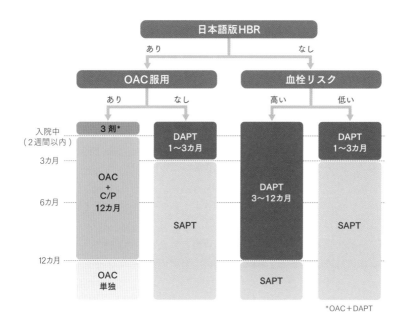

注）　短期間DAPTを選択した場合は，DAPT後のSAPTではP2Y$_{12}$受容体拮抗薬を考慮する。
　　　OAC単独の場合には，投与可能であればDOACを推奨する。
C/P：クロピドグレル／プラスグレル，DAPT：抗血小板薬2剤併用療法，HBR：高出血リスク，
OAC：経口抗凝固薬，SAPT：抗血小板薬単剤療法

図1　高出血リスク（HBR）をふまえた PCI 施行後の抗血栓療法

〔日本循環器学会：2020年 JCS ガイドラインフォーカスアップデート版冠動脈疾患患者における抗血栓療法
（https://www.j-circ.or.jp/cms/wp-content/uploads/2020/04/JCS2020_Kimura_Nakamura.pdf）（2024年4月閲覧）より〕

引用文献

1）　日本循環器学会：2020年 JCS ガイドラインフォーカスアップデート版冠動脈疾患患者における抗血栓療法（https://www.j-circ. or.jp/cms/wp-content/uploads/2020/04/JCS2020_Kimura_Nakamura.pdf）（2024年4月閲覧）
2）　Yasuda S, et al; AFIRE Investigators : N Engl J Med, 381 : 1103-1113, 2019 ［PMID : 31475793］

Gastroenterology

ありがた
コンサルト

腸閉塞での夜間入院がありましたが,
胃管挿入で改善しました!

消化器内科

例えばこんなケース

▶ 54歳男性。大腸がん切除術後。昨晩からの腹痛,嘔気・嘔吐のため深夜に受診した。

▶ アセトアミノフェンが投与され,血液検査,血液ガス分析で異常なく,造影CTでは腸管血流は保たれ,クローズドループは確認されず,胃管挿入にて改善した。外科当直に確認してもらい,手術適応はないとのことだった。

初期対応が肝心

　単純性腸閉塞は頻度の多い疾患です。鎮痛処置のうえで,緊急手術が必要な複雑性腸閉塞(虚血,壊死,穿孔)を除外し,外科医に一度確認してもらっている状況で引き継いでもらえると,消化器内科としてはありがたいです。胃管挿入で腹部症状が改善する場合,深夜にロングチューブ(いわゆるイレウス管)を挿入しない場合もあります。胃管挿入後にガストログラフイン®(アミドトリゾ酸)を投与するほうが手術率が低く,処置時間も短く,死亡率や在院日数に差はないと報告[1]されています。

　胃管挿入後は自然排液ではなく低圧持続吸引器に接続し,排液量に応じて細胞外液を追加します。大腸閉塞は穿孔リスクと経肛門的イレウス管の適応の評価が必要です。

引用文献
1) Katano T, et al : J Gastroenterol, 55 : 858-867, 2020 [PMID : 32671536]

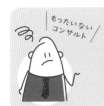

化学療法中の下痢に
整腸薬を出したのですが……

消化器内科

例えばこんなケース

▶ 79歳男性。進行胃がんに対するTS-1，ニボルマブを含む全身化学療法を受けるために遠方のA総合病院に通院中。数日前から下痢を認め，感冒などあれば受診するようにと薦められたBクリニックを受診した。

▶ 症状は軽微で腸炎と診断され整腸薬が処方された。

▶ 日曜日に頻回な下痢，血便のため当番のC病院に搬送された。

TS-1，ニボルマブ投与中の下痢は別物

　確かに基礎疾患のない高齢男性が数日前から下痢を認め，全身状態が良好であれば，整腸薬で対応するでしょう。一方TS-1，免疫チェックポイント阻害薬使用中の下痢は別物です。TS-1による下痢で脱水症状に至る場合があり，また免疫チェックポイント阻害薬は潰瘍性大腸炎様の病態を発生させることもあります。

休薬と情報共有をしてほしかった

　下痢出現時の対応としては，まず経口抗がん薬は中止したうえで，A総合病院に一報入れておくべきでした。その後，ベースラインと比べ4回/日未満の排便回数増加までは慎重に経過観察し，4回/日を超えたらロペラミドを投与します。脱水があれば輸液を，発熱・腹痛を伴えば抗菌薬を併用します。

参考文献
・長田巧平，他：月刊薬事，64：947-951，2022

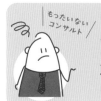

もったいないコンサルト

前処置困難例ですが，
大腸内視鏡はできますか？

消化器内科

例えばこんなケース

▶ 80歳女性。脳梗塞既往あり。PS，ADLの低下はあるが，食欲良好で自宅療養中。

▶ 最近，食欲不振と便回数減少を認め，センノシド増量で対応された。腹痛の訴えがあり，便潜血陽性であったが大腸内視鏡検査の前処置困難のため，まずは上部消化管内視鏡検査がなされたが，特記事項は認めなかった。

▶ 粘血便を認めると家族から相談があり，消化器内科にS状結腸鏡が依頼された。

適応判断の丸投げは内視鏡医を疲弊させる

　ADLが低下した高齢女性で大腸器質的疾患が疑われるものの，大腸内視鏡検査の前処置は困難という状況です。S状結腸鏡を依頼していますが，この依頼内容では「観察範囲以外は不明である」という返書が検査実施前から確定しているようなものです。

あらかじめリスクの同意を取得しよう

　コンサルトをする前に患者本人や家族には大腸鏡およびその前処置の危険性，大腸がん発見時の方針，大腸鏡を行わず大腸閉塞した場合の危険性について十分情報提供し，大腸鏡の希望を十分確認してもらえるとよかったです。検査の希望とその危険性の理解があれば，事前の食事制限のうえ，通常よりも少ない下剤で前処置をするなど消化器内科医は最大限の努力をしてくれるでしょう。ただし，上部消化管内視鏡や胃管からの急速な下剤投与は危険性が示唆されているため，安易には行わず，行う場合でも事前に十分説明することが望ましいです。

　なお，大腸がんの70%は直腸とS状結腸にでき，大腸がん関連死，および全死亡の予防効果はS状結腸鏡では示されるものの，全大腸鏡での全死亡・大腸がん関連死亡に対する効果は示されていません[1]。そのため，関係者全員の事前の合意を得たうえで浣腸を行い，観察部位はS状結腸鏡だけにとどめるという選択肢も十分ありかもしれません。

文献

1)　Bretthauer M, et al;NordICC Study Group : N Engl J Med, 387 : 1547-1556, 2022 ［PMID : 36214590］

・　日本医療安全調査機構 医療事故調査・支援センター：大腸内視鏡検査等の前処置に係る死亡事例の分析，医療事故の再発防止に向けた提言 第10号，2020（https://www.medsafe.or.jp/uploads/uploads/files/teigen-10.pdf）

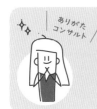

原因不明の消化管出血です。
小腸精査をお願いします!

消化器内科

02
消化器内科

例えばこんなケース

▶ 55歳男性。高血圧，脳梗塞の既往があり，抗血小板薬を内服中。

▶ 半年前から小球性貧血が進行し，上部および下部の消化管内視鏡検査がなされたが，特記事項は認めず。

▶ 原因不明の消化管出血として小腸精査のため総合病院を紹介。小腸カプセル内視鏡検査が施行され，発症年齢が非典型的な小腸型クローン病と診断された。

一見薬剤性のようでも……

抗血小板薬を内服中に鉄欠乏性貧血を認めた場合，抗血小板薬による消化管障害による貧血の頻度が高く，鉄剤投与で改善することが多いです。一方，消化管腫瘍や炎症性疾患による慢性出血のこともあるため，上部と下部の消化管内視鏡検査で異常がない場合に，原因不明の消化管出血として小腸精査をコンサルテーションしたのはありがたいです。

検査法はCTの結果で判断される

カプセル内視鏡は小腸に滞留することがあるため，CT検査で明らかに小腸に病変を認める場合は小腸バルーン内視鏡検査が先行されます。クローン病が疑われる場合は，偽カプセル（パテンシーカプセル）で小腸開通性を確認します。CT検査後にどちらの小腸内視鏡が適切か検討したうえで紹介するとよいでしょう。

参考文献
・島　惇：レジデントノート，20：2185-2191，2018

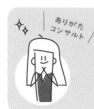

ありがた
コンサルト

マロリーワイス疑いです。
緊急胃内視鏡を相談させてください！

 例えばこんなケース

▶ 50歳男性。吐血で消化器当直医にコンサルテーションがなされた。

▶ 「50歳男性が，吐血で受診しました。食べすぎて嘔吐し，2回目の吐物に血液が付着していました。胃底腺ポリープを指摘されたことがあります。消化性潰瘍歴なく，非ステロイド性抗炎症薬（NSAIDs）含め内服なく，アルコール多飲歴なく，肝疾患を指摘されていません。バイタルサイン安定，肝硬変を疑う身体所見もありません。Hb 12.3g/dL，Cr 0.5mg/dL，血液型とクロスマッチの採血は済んで，細胞外液でルートを確保しています。ポータブルX線で胃内残渣は多くありません。胃管挿入はまだです。マロリーワイス症候群を疑っており，緊急の上部消化管内視鏡検査を相談させてください」「内視鏡室は空いているので，いまからしましょう」

過不足ない緊急内視鏡コンサルトがGOOD

　SBAR（状況，背景，評価，提案）で報告されている点がよいです。内視鏡室の混み具合や施行医確保もあるため，内視鏡の適応と実施の判断を消化器内科に任せてくれているのもありがたいポイントです。

食道静脈瘤破裂に注意

　食道静脈瘤破裂であった場合，内視鏡的静脈瘤結紮術の準備が必要となります。胃管挿入，造影CT検査，緊急内視鏡スコア（Glasgow-Blatchfordスコアなど）の評価，輸血の適応を事前に確認するとよいでしょう。

参考文献
・狩野謙一：レジデントノート，24：1922-1926，2022

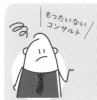

ステロイド治療中に
原因不明の肝機能障害が現れました

消化器内科

例えばこんなケース

▶ 70歳男性。リウマチ性多発筋痛症に対してステロイド療法が開始された。

▶ 症状は改善したが肝機能障害が出現し脂肪肝として経過観察された。

▶ その後, 消化器内科にコンサルテーションがなされ, HBs抗原, HBc抗体, HBV DNA 陽性が確認されたため, 核酸アナログ製剤が開始された。ステロイド投与前に測定されていたHBs抗原は陰性であった。消化器内科医からは「下手したら, 劇症肝炎が起こってたかも」と声をかけられた。

投与前に聞いてほしかった

　ステロイド投与前にHBs抗原を測定し, 原因不明の肝機能障害を消化器内科に相談したことは幸いでした。一方, 「免疫抑制・化学療法により発症するB型肝炎対策ガイドライン」（日本肝臓学会・編）の存在は認識しておく必要があったでしょう。

　B型肝炎ウイルスの再活性化を念頭に置くと, HBs抗原が陰性であってもステロイド投与前にHBc抗体, HBs抗体のいずれも陰性であることを確認する必要性があります。治療後では, 抗体価が低下している場合があるためです。本症例はHBc抗体が陽性であったので, HBV DNAを定量し検出されれば予防的な核酸アナログ製剤の投与が必要でした。

参考文献
・後藤和人：レジデントノート, 21：548-9, 2019

ありがた
コンサルト

EUS-FNAで膵腫瘍の精査をお願いします！

例えばこんなケース

▶ ADL良好の80歳男性。スクリーニング腹部超音波検査で膵臓と肝臓に病変を指摘された。

▶ 造影CT検査で膵体部に2cmの造影効果のある腫瘍性病変と両葉にわたる肝転移を認めた。しかし，患者本人は「膵臓のがんは寿命が短いのはわかっとる。大きな病院への紹介はいらん」と治療に対しては消極的であった。

▶ 主治医は病変部が造影されていることに違和感を覚え，超音波内視鏡下穿刺吸引法（EUS-FNA）を実施している施設で検査を受けるよう，本人を説得した。その結果，膵神経内分泌腫瘍として治療され，2年経っても元気に過ごしている。

膵がんなら造影不良

　遠隔転移を伴う膵がんは予後不良ですが，予後が良い膵腫瘍があることも認識しておきましょう。膵神経内分泌腫瘍は，膵腫瘍の約1～2％ですが，分子標的薬による長期生存例もあります。ダイナミックCTでは，造影早期相で正常膵実質より強く濃染されますが，造影不良の膵がんとの差異を認識できたことは素晴らしいです。

囊胞があるときもEUS-FNA

　膵腫瘍が囊胞を伴った場合は，膵管内乳頭粘液性腫瘍（IPMN），粘液性囊胞腫瘍，漿液性囊胞腫瘍の可能性があります。頻度の高いIPMNは，囊胞壁に造影される結節，主膵管拡張，増大傾向のある囊胞などが認められますので，そのような場合はEUS-FNAの実施施設に紹介してください。

参考文献
・水口安則：レジデントノート，15：1246-1254，2013

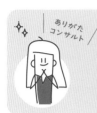

結石が認められMRCPを実施しましたが,
胆道系精査をお願いします!

消化器内科

 例えばこんなケース

▶ 56歳女性。5年前に胆石と脂肪肝による肝機能障害を指摘され, ウルソデオキシコール酸（ウルソ®）内服。

▶ 食後の腹痛を自覚して受診。発熱はない。胆道系酵素が上昇しているが, 炎症反応は認めず。腹部超音波検査と単純CTでは, 胆嚢結石を認めるが胆管拡張は認めず。

▶ 緊急MR胆管膵管撮影（MRCP）で遠位胆管に透亮像を認めたため, 消化器内科に胆道系の精査を依頼。翌日に内視鏡的逆行性胆道膵管造影（ERCP）が予定された。

MRCPも完全ではない

　総胆管結石に対する超音波による検出率は25〜75％, CTの診断能は75〜90％, MRCPの正診率は81〜95％であり, MRCP実施前に紹介されても消化器内科もまずMRCPを行うことになります。ERCPまで時間がかかり胆管炎を発症すると緊急入院となってしまうため, MRCPまで撮像してから紹介してもらえたことがありがたかったです。

こんなことにも注意しよう

　MRIは被曝はないものの多くの注意事項があります。ペースメーカー, 入れ墨, アートメイク, 閉所恐怖症, カラーコンタクトレンズなどは事前に確認しておきましょう。なお, 脂肪肝に伴う肝機能障害に対するウルソ®の有効性は示されていません。一方, 手術を望まない, または受けられない胆石患者にウルソ®は適応があるかもしれません。

参考文献
・原田正比古, 他：レジデントノート, 22：3065-3077, 2021

ペニシリンアレルギーですが，ピロリ菌除菌できますか？

消化器内科

例えばこんなケース

▶ 56歳男性。再発性胃潰瘍の既往があるが，ペニシリンアレルギーがあり再発予防のためにプロトンポンプ阻害薬（PPI）を長期内服している。NSAIDsの内服はない。

▶ ピロリ菌除菌について消化器内科にコンサルテーションが行われた。

▶ ペニシリン系抗菌薬を含まないレジメンで除菌成功。PPIは中断されたが胃潰瘍は再発していない。

除菌はできるならしたほうがよい

　PPIの長期使用は，除菌成功者を含め胃がん発生率を上昇させます。胃食道逆流症（GERD）症状もないのであれば，PPIの予防的投与は医療経済的にも無駄です。ペニシリン系抗菌薬を含まないレジメンの存在を認識しておくことは重要です。

うまく組み合わせれば，保険診療も可能

　PPI内服中の患者では尿素呼気試験は偽陰性となります。ピロリ菌便中抗原は偽陰性になりにくいものの，診療報酬の査定対象となることがあります。ペニシリンアレルギー患者に対して保険適用される除菌治療はなく自由診療となりますが，症状を詳記し，クラリスロマイシンやメトロニダゾールと酸分泌抑制薬を組み合わせれば査定対象にならないこともあります（少なくとも筆者は査定されたことはありませんが，ピロリ菌感染症認定医[1]だからかもしれません。お近くの認定医に紹介してもよいでしょう）。

引用文献
1)　日本ヘリコバクター学会：*H. pylori*（ピロリ菌）感染症認定医一覧

参考文献
・須江聡一郎：Helicobacter Research，25：172-178，2021

02
消化器内科

治療は試しましたが，
腹痛が改善しません……

消化器内科

例えばこんなケース

▶ 56歳女性。慢性の心窩部痛にて通院中で予約外受診もある。気管支喘息の既往とピロリ菌除菌歴がある。父親は胃がんで死亡。PPI，六君子湯，アコチアミド，抗うつ薬，抗コリン薬，トラマドール/アセトアミノフェン配合剤の内服歴がある。胸やけ，腹部膨満感はない。

▶ 上部消化管内視鏡では萎縮性胃炎の所見のみ。

▶ 治療目的に，消化器内科にコンサルテーションとなった。

難治性腹痛の診療は消化器内科でも難しい

　機能性ディスペプシアは心療内科のほうが適任です[1]。すべての消化器内科医が難治性の腹部症状に対応できるわけではありません。当該科，消化器内科，精神科（あれば心療内科）などと検討し患者希望ともすりあわせるとよいでしょう。ちなみに消化器疾患として，好酸球性消化管疾患の除外は必要です。心窩部痛以外に食道のつかえ感，胸痛，嘔吐，下痢，体重減少もあり，アレルギー疾患の既往がある場合は消化管内視鏡での粘膜生検を依頼しましょう。

認知行動療法で改善！

　患者に詳しく聞いてみると，ストレスで心窩部痛を感じると，胃がんで亡くなった父親を思い出し，自分も胃がんになるのではと心配になるとのことでした。こういった場合は認知行動療法を試みてみましょう。本症例は次第に心配する必要はないことが了解され，予約外受診はなくなりました。たとえ症状が消失しなくとも，医師自身も過剰に心配しすぎる必要はなく，患者とのラポールを維持することが大事です。

引用文献
1)　日本消化器病学会・編：機能性消化管疾患診療ガイドライン2021；機能性ディスペプシア（FD）（改訂第2版），日本消化器病学会，2021

参考文献
・上田剛士：日本心療内科学会誌，21：78-83，2017

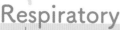

Respiratory

もったいない
コンサルト

胸部CTで結節影が認められたので，
生検お願いします！

呼吸器内科

例えばこんなケース

▶ 75歳女性。健診で胸部異常陰影を指摘され胸部CTを撮影。右上葉に0.7cm大の結節影を認めた。

▶ 読影レポートでは肺がんの可能性があるとの記載あり。近くの呼吸器内科外来を受診するように指示した。

小さい結節影は経過が大事

胸部CTなどの結節影に対する診療依頼はしばしば経験します。結節影は倍加時間（doubling time）が重要で，1カ月以上2年以内に大きさが倍増した結節は悪性の可能性が高いです[1]。つまり大きさを比較しないと判断が困難なのです。ちなみに結節影が1cm未満の場合は小さすぎて生検できないことが多いため，本症例のように2cm未満の結節影の場合は，2カ月後ぐらいに胸部CTを再検してから呼吸器内科外来を受診させるといいでしょう。

悪性腫瘍，肺結核疑いは早めのコンサルトを

2cm以上の大きさの場合や，結節影をびまん性に認める場合，結節影以外に粒状影や気管支拡張像，空洞性陰影などを認める場合は，悪性腫瘍や肺結核などの感染症の可能性もありますので，その際は早めのコンサルトが必要でしょう。その際はTスポット®.TBなどはインターフェロンγ遊離試験（IGRA）をオーダーしておくとよいでしょう。

引用文献
1) Gurney JW, et al : Radiology, 186 : 415-422, 1993 ［PMID: 8421744］

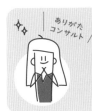

肺がん疑いだったので，
ご家族を呼んでおきました

呼吸器内科

 例えばこんなケース

▶ 82歳女性。健診で施行した胸部X線で右中肺野に3cm大の腫瘤影を指摘されたため，内科初診外来を受診。肺がん疑いのため，1週間後の呼吸器内科外来を予約しコンサルトした。

▶ 初診外来受診時は患者本人だけで受診していたため，呼吸器内科外来にはご家族と一緒に受診するように説明し，当日はご家族同伴での受診となった。

病気はご家族にとっても大切なこと

　肺がんに限らず，悪性腫瘍の多くは命にかかわる疾患でもあります。受診時に無症状であっても数カ月の経過で病状が急速に悪化することもあります。しかし，患者本人がご家族へ自分の病気についてあまり説明していないこともしばしばあり，悪化したあとに「知らなかった」「なぜ教えてくれなかったんだ」とトラブルになることもあります。また本人に説明したとしても，本人が検査や治療の説明をうまく理解することが心理的，年齢的に困難なこともしばしばあります。そのため，悪性腫瘍診療の最初のうちに，できれば一緒に病状について説明を聞いてくれるご家族との受診を促すと，それからの診療が円滑に進むことが多いです。これはいわゆる診療マニュアルに記載されていることは少ないですが，とても大事なことですので取り上げました。

カルテで情報共有

　ただ，なかにはご家族同伴をかたくなに拒否する患者さんもいらっしゃいます。そのような場合は無理強いすると余計にトラブルになるため，「ご家族を同伴するように説明したが拒否された」という内容をカルテに記載しておくといいでしょう。

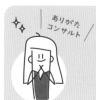

気管支鏡の前に
バイアスピリン® は休薬しますか？

呼吸器内科

例えばこんなケース

▶ 76歳男性。A病院で脳梗塞に対してバイアスピリン®錠を処方されているが，肺がん疑いでB病院の内科初診外来に紹介受診となった。

▶ 1週間後の呼吸器内科外来を予約し，紹介元のA病院にバイアスピリン®の休薬可否についての診療情報提供書を用意してもらい，呼吸器内科外来受診時に持参させるように手はずを整えた。

気管支鏡は止血が難しい

　気管支鏡検査は消化管内視鏡検査よりも出血が起きたときの処置が困難であるため，基本的には抗血小板薬や抗凝固薬は検査前に中止します。しかし抗血小板薬や抗凝固薬を中止することで心筋梗塞など致死的な経過に陥るリスクが高い場合もあります。そのため，あらかじめ抗血小板薬や抗凝固薬を休薬しても差し支えがないかどうか，休薬のリスクは高くないかを確認する必要があります。ぜひとも，気管支鏡検査は①基本的に抗血小板薬や抗凝固薬を休薬しないと行わない，②消化管内視鏡検査よりも厳密に抗血小板薬や抗凝固薬を休薬しているということを理解したうえでコンサルトしてもらえると助かります。

血痰があれば猶予はなし

　肺がんで血痰が出続けている場合など，出血により致死的な経過をたどるリスクが高い場合は，すぐに抗血小板薬や抗凝固薬をやめざるをえません。その場合は，処方元の医療機関などに確認する時間がないことも多いので，早めに検査するように専門外来にコンサルトしましょう。

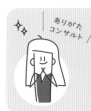

免疫チェックポイント阻害薬の有害事象を疑って検査しました

呼吸器内科

例えばこんなケース

▶ 67歳女性。当院呼吸器内科にて肺がんに対して免疫チェックポイント阻害薬による治療を行っている。

▶ 1週間前よりだるさを認め近医を受診し，感冒の診断で経過観察となったが，だるさが続いているため心配になり当院内科初診外来を受診。免疫チェックポイント阻害薬を使用しているため，副腎機能不全を疑ってコルチゾールの検査をオーダーし，数日以内に呼吸器内科外来を受診するよう指示した。

▶ 後日，副腎機能低下でステロイド補充療法を開始したとのことで呼吸器内科担当医から連絡があり，対応に感謝された。

症状が多彩すぎる有害事象

　肺がんの薬物療法には，いままでの抗がん薬治療に加えて免疫チェックポイント阻害薬（抗PD-1抗体，抗PD-L1抗体，抗CTLA-4抗体）が使われています。これらの薬剤を単剤ないし2剤，いままでの細胞障害性抗がん薬と組み合わせて使用することによって良好な治療効果を得られるようになりました。またこれらの薬剤は肺がんだけではなく，大腸がんや胃がん，腎がんや悪性黒色腫などさまざまな悪性腫瘍の治療に使われています。

　免疫チェックポイント阻害薬は，免疫系の働きで駆逐されるはずのがん細胞が免疫系から逃れるためのメカニズムをブロックすることで，治療効果が得られます。俗っぽい言い方ですが，端的にいうと免疫チェックポイント阻害薬は体内の免疫系を賦活化する薬剤です。そのため免疫チェックポイント阻害薬を使用すると，全身に有害事象が現れる可能性があります。それを免疫関連有害事象といいます。自己免疫疾患と同様にほぼすべての臓器が標的となりますが，厄介なのは，いつどの程度の有害事象がどこに出現するかはっきりとはわからないということです。免疫関連有害事象として比較的よく報告されているのは肝障害，腎障害，皮膚障害，重症1型糖尿病，甲状腺機能障害，副腎機能障害，大腸炎などです。そのほかにもギラン・バレー症候群様の神経障害や脳炎，重症筋無力症，心筋障害など重要臓器を標的とした有害事象もあるので注意が必要です。

治療は多くの自己免疫疾患と同様にステロイドによる治療が中心となり、内分泌機能障害の場合は対応するホルモン補充療法を行います。

可能性は常に考慮しよう

　神経障害や脳炎、心筋炎など重要臓器に有害事象が発生した場合、高次医療機関に転院搬送が必要になることもあります。免疫関連有害事象が見逃されてしまったことで致死的な経過に陥ってしまうこともあるため、とにかく免疫関連有害事象は早期発見、早期治療が基本となります。免疫チェックポイント阻害薬を使用している患者さんは免疫関連有害事象を起こしうると頭に入れながら診療する必要があります。

（参考文献）
・日本臨床腫瘍学会・編：がん免疫療法ガイドライン 第3版．金原出版，2023

もっと知りたい！

From：Webアンケート
Question：あなたが経験した「もったいないコンサルト」を教えてください

疑義は医師同士で

　当科ではステロイドを使うことがありますが、使わない科の先生からすると量が多すぎることがあるようです。そのような疑義はぜひ医師同士で直接お問い合わせをいただければと思います。患者さんに対して中止を指示するわけでもなく、お薬手帳を眺めながら「こんなに飲んで大丈夫？」などと発言するだけではいたずらに患者さんの不安が煽られてしまいます。

（34歳男性，呼吸器内科医）

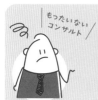

**COPD 治療の最先端は
3剤配合吸入療法ですよね!**

呼吸器内科

例えばこんなケース

▶ 74歳男性。労作時の呼吸困難を主訴に来院。喫煙20本/日×54年という重喫煙歴がある。担当医は慢性閉塞性肺疾患（COPD）を疑い，禁煙の指示と長時間作用性抗コリン吸入薬，長時間作用性 β_2 刺激吸入薬，吸入ステロイドの配合剤を処方し，後日，呼吸器内科外来を受診させた。

▶ 受診時，実は未治療の前立腺肥大症があり，吸入後に尿が出にくくなったため自己判断で服薬中止していた。

まずは単剤がおすすめ

　COPD の治療は禁煙と吸入療法が基本となります。近年，長時間作用性抗コリン吸入薬，長時間作用性 β_2 刺激吸入薬，吸入ステロイドの配合剤が開発され，アドヒアランスなどの観点から勧められるケースも増えています。しかし配合剤の場合，長時間作用性抗コリン吸入薬による排尿困難の悪化などの副作用や，長時間作用性 β_2 刺激吸入薬による手の痺れなどの副作用，吸入ステロイドによる声がれなどの副作用が，個別ないし一度に出現する可能性があります。患者さんから「なんとなく調子が悪いからやめた」と言われ，どの副作用なのか判断が難しい場合もあります。慣れるまでは長時間作用性抗コリン吸入薬ないし長時間作用性 β_2 刺激吸入薬のみ処方してコンサルトするのがよいでしょう。

はじめから配合剤でOKなときも

　症状の寛解と増悪を繰り返している場合は最初から配合剤のほうがよいと思います。その際は各々の副作用についてきちんと説明してから配合剤を処方しましょう。

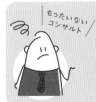

もったいない
コンサルト

肺結核を疑ったので，
塗抹とPCRを実施しました！

例えばこんなケース

▶ 63歳男性。健診で胸部X線の異常所見を認めたため来院。胸部CTで気管支拡張像や粒状影を認め，肺結核も疑われたため，喀痰検査を施行し，後日，呼吸器内科外来を受診させた。

▶ 施行した喀痰検査で塗抹，PCRともに結核菌陰性であったが，培養検査がオーダーされておらず，また *Mycobacterium avium* などのPCRも行っていなかったため，再度，喀痰検査をオーダーすることとなった。

塗抹・PCR・培養が三本柱

　喀痰抗酸菌検査で確認したいのは，抗酸菌の種類（結核菌か *M. avium* などの非結核性抗酸菌か），抗酸菌の活動性・感染性です。抗酸菌の種類は培養やPCRで，活動性や感染性は塗抹検査や培養検査で判断します。つまり抗酸菌検査は，①塗抹，②PCR（結核菌PCRだけでなく非結核性抗酸菌のPCRもオーダーしましょう），③培養の三本柱で成り立っています。どれを除いても正確な判断を迅速に行うことは困難です。喀痰抗酸菌検査を施行する前にいま一度，確認しましょう。なお，PCR検査が保険診療で行えるのは月1回までです。それ以上行うとレセプトで切られてしまいます。

空洞影があれば検査は3回

　胸部X線やCTで空洞影を認め，結核が強く疑われる場合は1回だけの喀痰抗酸菌検査では不十分です。3回実施しますが，各々別日に検査を提出する必要があります。その場合の検査オーダー例としては，初日は塗抹・培養検査，2日目は塗抹・PCR・培養検査，3日目は塗抹・培養検査という感じです（PCRは初日や3日目でも可）。

SpO₂ 98%なら軽度な気胸ですよね？

呼吸器内科

例えばこんなケース

▶ 33歳女性。前日に右胸痛を認め，その後に呼吸困難を認めたため来院。胸部X線で右気胸を認めた。肺尖部は鎖骨を越えていなかったが，血中酸素飽和度が室内気で98%であったため，安静を指示し，後日，呼吸器内科外来を受診させた。

▶ 呼吸器内科外来受診後，そのまま入院，胸腔ドレナージチューブ挿入となった。担当した呼吸器内科担当医から初診時に胸腔ドレナージチューブ挿入の適応があったと指導を受けた。

肺尖部の位置で重症度が変わる

　気胸は軽度の場合は安静で経過観察を行いますが，中等症以上は胸腔ドレナージが必要になります。気胸の重症度の判定はいろいろありますが，一番簡便なのは肺尖部の位置確認です。肺尖部が鎖骨を越えていない場合は中等症以上と判定し，胸腔ドレナージを行うことが基本になります。それに加えて縦隔が気胸を起こしていない側に偏移（縦隔偏移）していると，最悪の場合，胸腔ドレナージをしなければ死に至ることもあります。完全虚脱など誰が見ても重症という気胸よりも，案外，中等症の気胸のほうが初期対応を誤ることが多いです。

　ちなみに胸部CTは肺が胸壁に癒着しているかどうかを確認するためには必要ですが，必ずしも全例で必須ではありません。ただし，もともと肺疾患があり，肺が胸壁に癒着しているケースもあります。その際は迷わず呼吸器外科医や処置に長けている医師に相談してください。

　なお，自然気胸に対する保存療法のエビデンスも報告されています[1]。また，セルジンガー式の胸腔ドレナージキットは先端が鋭利で血管や臓器損傷を起こすことがあり，思ったよりも危険な処置です。すぐに呼吸器内科・外科にコンサルトできない場合は，緊張性気胸の所見に注意しながら慎重な経過観察を行い，可及的速やかに相談しましょう。

引用文献
1) Brown SGA, et al; PSP Investigators : N Engl J Med, 382 : 405-415, 2020［PMID : 31995686］

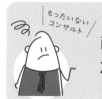

配合剤で喘息が改善しなかったので,
2種類追加しました!

呼吸器内科

例えばこんなケース

▶ 32歳女性。もともと気管支喘息の既往があり,ここ最近,咳嗽と息苦しさが増えてきたため来院。長時間作用性 β_2 刺激吸入薬/吸入ステロイドの配合剤を処方し,2週間後に再診を指示。再診時に症状が残存したため,ロイコトリエン受容体拮抗薬とテオフィリンの内服薬を追加したうえで呼吸器内科外来へコンサルトした。

▶ 本人に服薬アドヒアランスを確認し,吸入薬の増量で対応し内服薬は中止した。

そんなに薬を盛らなくても……

「喘息予防・管理ガイドライン2021」では吸入ステロイドが治療の基本となっており,治療効果不十分時に長時間作用性 β_2 刺激/長時間作用性抗コリン吸入薬やロイコトリエン受容体拮抗薬,テオフィリン製剤が追加されます。しかし薬剤が増えるとアドヒアランスが低下するため,継続しやすい治療内容を検討する必要があります。現在,喘息の治療は長時間作用性 β_2 刺激吸入薬/吸入ステロイドの配合剤かそれに長時間作用性抗コリン吸入薬を加えた3剤配合剤が主流ですので,吸入薬の投与量の変更ないし2剤配合剤から3剤配合剤への変更などがシンプルでかつ評価しやすいと思います。また,妊娠中のテオフィリン製剤などの投与はできれば避けたほうがよいため,そういう視点からも吸入薬で調整したほうが楽です。

本当に喘息?

治療強化しても改善しない場合,そもそも喘息ではない他疾患である可能性も考えられます。胸部X線を一度はチェックすることをおすすめします。

間質性肺炎疑いなので,
以前撮った画像も持参させますね!

呼吸器内科

 例えばこんなケース

▶ 79歳女性。健診で施行した胸部X線で両側下肺野の網状影を指摘されたため,間質性肺疾患精査目的で内科初診外来を受診。

▶ 労作時の息切れの程度を確認し,呼吸器内科外来へコンサルテーションした。また過去の健診で撮影された画像データを呼吸器内科外来受診時に持参するように指示した。

過去の画像はありがたい

呼吸器疾患の診療では画像検査の経過が重要です。特に間質性肺炎をはじめとした間質性肺疾患診療では過去の画像検査との比較が重要になります。間質性肺疾患の精査目的で紹介する場合はぜひ,過去のX線や胸部CTの画像検査データも持参させてください。たまにX線の写真を紙にプリントアウトする方もいらっしゃいますが,画像が不鮮明になりやすいので,フィルムか画像データのほうがありがたいです。ただし,著明な息切れや呼吸不全で過去の画像検査を取り寄せる時間がない場合は,無理せずすぐにコンサルトしましょう。

労作時の息切れもよくみられる

また間質性肺炎をはじめとした間質性肺疾患は乾性咳嗽が有名な症状ですが,案外,労作時の息切れを呈します。息切れの程度を修正MRC息切れスケール[1]を用いて評価しましょう。

引用文献
1) Mahler DA, et al : Chest, 93 : 580-586, 1988［PMID : 3342669］

Infectious Diseases

もったいない
コンサルト

熱が下がらないので，とりあえずメロペネムに変更しました！

感染症内科

例えばこんなケース

▶ 73歳男性。2〜3日前から食後に心窩部痛を自覚。本日突然，39℃の発熱と悪寒・戦慄，肝機能障害を認め，急性胆管炎の診断で入院となった。

▶ タゾバクタム / ピペラシリンで治療を開始したが，38℃台の発熱が持続。血液培養では，本剤に感受性のある大腸菌が検出されていた。熱が下がらないのでとりあえずメロペネムに変更したが，2日経っても熱が下がらず，上級医に相談した。

広域でも万能なわけではない

　「熱が下がらないから」「CRPが高くなったから」など，治療がうまくいかないときに"なんとなく"抗菌薬を変更する場面にはよく遭遇します。しかし，これは抗菌薬を選択するときに，ターゲットとする微生物を想定していないため，非常にもったいないです。たとえどのような広域抗菌薬であっても，すべての菌をカバーするわけではなく，例えば，メロペネムはメチシリン耐性黄色ブドウ球菌（MRSA）やステノトロホモナス・マルトフィリアには効きませんし，バンコマイシンはグラム陰性桿菌には効果がありません。一方，もしもメロペネムに変更した理由が，「前回の急性胆管炎のときの血液培養でESBL（基質特異性拡張型βラクタマーゼ）産生のエンテロバクター・クロアカが検出されていたから」と説明できていれば問題はありませんでした。

経過の理由をもっと突き詰めて

　"なんとなく"抗菌薬を変更する意識のなかには，「熱源は本当に急性胆管炎か？」「なぜ胆管炎になるのか？」「結石や腫瘍で閉塞していないか？」「ドレナージが必要ではないか？」という感染症のフォーカスに関する考察も欠けています。この症例は結局，CTで結石が見つかり，急性閉塞性胆管炎だったことがわかりました。デバイス関連感染症もそうですが，胆管炎や膿瘍のなかには，抗菌薬のみの治療では難しく，ドレナージや異物除去が必要になるものがあることを覚えておきましょう[1), 2)]。

引用文献

1) Gomi H, et al : J Hepatobiliary Pancreat Sci, 25 : 3-16, 2018 ［PMID : 29090866］
2) Yokoe M, et al : J Hepatobiliary Pancreat Sci, 25 : 41-54, 2018 ［PMID : 29032636］

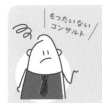

風邪症状に抗菌薬を処方したら，
皮疹が出ました……

例えばこんなケース

▶ 29歳男性。生来健康で入院歴なし。2日前から咽頭痛，本日から鼻汁，咳，37.5℃の発熱が認められた。全身状態は良いが，薬を希望して外来を受診した。

▶「大事な仕事があるから早く治してほしい」という患者の要望に沿い，内服抗菌薬であるセフカペンピボキシルを処方した。

▶ 翌日，患者が皮疹を訴え再度外来を受診したため，代替薬について上級医に相談した。

風邪に抗菌薬はダメ．ゼッタイ．

そもそも，風邪，いわゆる「咳，喉，鼻の3症状が同程度存在するような普通感冒」に対しては，基本的に抗菌薬は必要ありません。特に健康な若い成人であればなおさらです。風邪の約6割はウイルスによるものであり，細菌感染が示唆されるものはかなりまれです[1]。風邪に対して抗菌薬を処方してもコストがかかるのに治癒は早くならず，有害事象はプラセボよりも2.62倍起こりやすくなり[2]，さらに重要なことに，不適切な抗菌薬は薬剤耐性（AMR）の微生物を生み出します。AMRはサイレントパンデミックともよばれ，わが国でもこの危機的状況に対応すべく2016年に「AMR対策アクションプラン」[3]が掲げられ，適正使用に向けて取り組んでいます。

また，経口第三世代セファロスポリン系薬はバイオアベイラビリティ（生体利用率）が非常に低く，ほぼ腸管から吸収されません。にもかかわらず，わが国は処方割合が他の先進国に比べて高いのが現状です[3]。以前に比べれば大幅に減ってきてはいますが，ぜひ継続して抗菌薬の不適正使用をしないよう心がけていきましょう。

こうしてほしかった

「どうしても抗菌薬が欲しい」と訴える患者には，風邪に抗菌薬は効果がなく，かえって身体に悪影響が出る可能性があると説明することが大事です。

引用文献
1）Mäkelä MJ, et al : J Clin Microbiol, 36 : 539-542, 1998 ［PMID : 9466772］
2）Kenealy T, et al : Cochrane Database Syst Rev, CD000247, 2013 ［PMID : 23733381］
3）厚生労働省：薬剤耐性(AMR)対策アクションプラン 2016-2020．2016（https://www.mhlw.go.jp/content/10900000/0000120769.pdf）

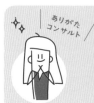

ありがた
コンサルト

尿培養で大腸菌を認めたので, 感受性のあるセファゾリンに変更しました！

感染症内科

例えばこんなケース

- ▶ 82歳女性。高血圧, 2型糖尿病で通院中。38℃の発熱と悪寒・戦慄を認め入院となった。診察により左肋骨脊椎角（CVA）に叩打痛を認めた。左腎盂腎炎と診断し, 血液培養と尿培養を採取のうえ, メロペネムを開始した。入院加療開始から翌日には解熱していた。
- ▶ 尿培養では大腸菌を認め, 抗菌薬感受性試験によりセファロスポリン系薬の感受性が良好であったため, セファゾリンに変更した。

より狭域の抗菌薬へ

　感染症診療の大事なロジックの一つに抗菌薬の見直しがあります。感染臓器や原因微生物が明らかになったら, 対象微生物をカバーできる最も狭域で安価で安全性の高い抗菌薬に見直しますが, これをde-escalationといいます。本症例でも, 最初はカルバペネム系広域抗菌薬のメロペネムを使っていましたが, きちんと原因微生物の感受性を確認したうえで, 第一世代セファロスポリン系のセファゾリンに変更しています。

　広域抗菌薬のほうがなんとなく強そうですが, 抗菌薬適正使用は患者の入院期間の短縮や死亡率減少にもつながると報告されています[1)-3)]。加えて, de-escalationを行うことで広域抗菌薬の曝露を減らし, 薬剤耐性菌の出現を抑制することができます。

ただし, 発熱性好中球減少症では慎重に

　発熱性好中球減少症（febrile neutropenia；FN）の場合は注意が必要です。FNにおける経験的抗菌薬治療では, 原則として緑膿菌のカバーを行います。今回の例が, 大腸菌の尿路感染症で他の熱源が完全に除外でき, 全身状態が良い場合は, FNであってもde-escalationは可能かもしれません。ただ, 血行動態が不安定で原因微生物が特定できないなどde-escalationが難しい場合は無理にde-escalationせずに, 熱源はどこか, ドレナージの必要性はないか, 培養を取り直すなど熱源や原因微生物を精査しましょう。de-escalationは患者背景を理解し, 原因微生物を吟味して, 安全に行うことが大事です。

引用文献

1) Joung MK, et al：Crit Care, 15：R79, 2011 ［PMID：21366903］
2) Campbell TJ, et al：PLoS One. 12：e0178434, 2017 ［PMID：28562638］
3) Sadeq AA, et al：Antibiotics（Basel）, 11：1306, 2022 ［PMID：36289964］

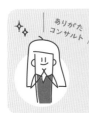

ありがた
コンサルト

肺炎の治療経過が良いので
抗MRSA薬の追加はしませんでした！

感染症内科

04

感染症内科

例えばこんなケース

▶ 58歳男性。慢性閉塞性肺疾患（COPD）で通院中。2日前から咳と痰の量が増えていた。徐々に労作時の呼吸苦症状が増悪し，37.5℃の発熱を認め病院を受診した。

▶ 受診時，SpO_2 92％（room air）と軽度呼吸不全を認めた。wheezesを聴取し，COPD急性増悪による呼吸不全で入院となった。胸部X線で左肺に浸潤影を認め，急性肺炎が原因のCOPD急性増悪と診断した。喀痰培養を提出し，アンピシリン/スルバクタムを開始した。

▶ 3日後には，解熱し呼吸不全も改善していた。喀痰培養を確認すると，Geckler分類5（顕微鏡的喀痰性状の評価，5は最も検体が良質なもの）で肺炎球菌，α-Streptococcus，ナイセリア属，MRSAが検出されていた。アンピシリン/スルバクタムで経過が良く，肺炎球菌による肺炎と診断し，抗MRSA薬は追加しなかった。

「検出＝原因」ではない

　この症例は，適切に感染臓器と原因微生物を推測または同定して抗菌薬を選択しています。以前，尿路感染症の患者さんの便からMRSAが検出されたことからバンコマイシンを開始したという記載を見たことがありますが，検出されたすべての微生物を治療する必要も，感染臓器以外の培養検体から検出された微生物を治療する必要もありません。この症例のように，「自分は何を治療しているか」を必ず考え，提出した培養の結果と患者さんの経過をみて抗菌薬を選択することが大事です。

抗MRSA薬が必要な肺炎は意外と少ない

　MRSAが肺炎の原因微生物となる頻度は数％しかありません[1), 2)]。市中感染型MRSAが多い米国においても，市中肺炎に対する経験的治療での抗MRSA薬の使用は推奨されておらず，"リスクのある患者"に限定することが推奨されています[3)]。このリスクのある患者とは，MRSAが過去の喀痰培養で検出，または最近の入院および非経口抗菌薬の投与歴（過去90日間）がある患者を指します。

　ただし，重症ではない患者では，過去90日以内の投与歴があったとしても，治療開始時の喀痰培養でMRSAが検出された場合にのみ抗MRSA薬を検討します。また，抗

MRSA薬を初期治療で開始したとしても，喀痰培養の結果をみて抗菌薬を評価し直すことも推奨されています。臨床現場でMRSA肺炎を経験することは，思っている以上に少ない印象です。

壊死性肺炎なら，原因はおおよそ黄色ブドウ球菌

　黄色ブドウ球菌（MRSAを含む）による肺炎は，胸部X線で空洞，肺化膿症，膿瘍など壊死性肺炎の所見を呈します。壊死性肺炎をみたときは，黄色ブドウ球菌を原因菌として考えましょう。また，健常な人でもインフルエンザ感染後に黄色ブドウ球菌による肺炎になることもあるため，インフルエンザ関連肺炎の一つであると覚えておきましょう。

　薬剤を選ぶ際，抗MRSA薬のダプトマイシンは肺への移行性が悪く，肺炎には使用できないので注意が必要です。

引用文献
1）　Moran GJ, et al; EMERGEncy ID NET Study Group : Clin Infect Dis, 54 : 1126-1133, 2012 ［PMID : 22438343］
2）　Self WH, et al : Clin Infect Dis, 63 : 300-309, 2016 ［PMID : 27161775］
3）　Metlay JP, et al : Am J Respir Crit Care Med, 200 : e45-e67, 2019 ［PMID : 31573350］

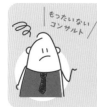

もったいないコンサルト

化学療法中に帯状疱疹が現れたのでバラシクロビルを投与しました！

感染症内科

例えばこんなケース

▶ 68歳男性。慢性リンパ球性白血病で化学療法のために入院している。3日前から右側腹部から背部にかけてピリピリとした痛みを自覚した。その後，痛みの部位に皮疹を認めるようになった。

▶ 右側腹部から背部に水疱を伴う紅斑を認めたため帯状疱疹と診断し，バラシクロビルの内服処方を行った。

見えない箇所にも皮疹！？

　この症例のどこが問題なのでしょうか？　もったいない部分なんてないようにも思えますが，この症例には続きがあります。上級医に方針を報告したところ，「皮疹は全

身に広がっていなかったかな？」と聞かれました。改めて患者の全身を隅々まで診察すると，上肢や下肢にも水疱を認めました。全身に水疱を伴う紅斑が広がる播種性帯状疱疹になっていたのです。

播種性帯状疱疹は，多くの場合は水痘・帯状疱疹ウイルスの再活性が原因です。病型としては，典型的な帯状疱疹の皮疹が3つ以上の神経領域に拡大する場合と，皮疹が連続しない2つ以上の神経領域に出現し，水痘様の皮膚所見を認める場合があります。また内臓病変を呈する場合や，重症化することもあります[1]。固形臓器や造血幹細胞移植のレシピエント，化学療法やステロイド加療中など細胞性免疫不全の患者は帯状疱疹発症のリスクが高く，しかも播種性病変を呈することがしばしばあります[2,3]。

治療も通常の帯状疱疹とは異なります。播種性帯状疱疹の治療は，アシクロビルの点滴で一般的には1回10mg/kgを1日3回と用量も多くなっています。よって「なんだ，帯状疱疹か。いつものバラシクロビル内服で！」ではなく，免疫不全患者では特に慎重な対応が要求されます。

空気感染対策もしっかりと

そして，もう1点大事なことは感染対策です。播種性帯状疱疹は水痘と同様に空気感染しうる疾患ですので，標準感染予防策に加えて陰圧個室での「接触感染予防策」＋「空気感染予防策」を実施しなければなりません[4]。さらに，水痘・帯状疱疹ウイルスに対する十分な免疫を有さない医療従事者の病室への入室は避けなければならないため[4]，判明した時点で病棟に伝えましょう。

引用文献

1)　Shiffer JT, et al : Herpes Simplex and Varicella-Zoster Virus Infection after Hematopoietic Stem Cell or Solid Organ Transplantation. Transplant Infections（eds by Ljungman P, et al）4th edition, pp513-533, Springer, 2016
2)　Marra F, et al : Open Forum Infect Dis, 3 : ofw205, 2016［PMID : 27942537］
3)　Arvin AM : Clin Microbiol Rev, 9 : 361-381, 1996［PMID : 8809466］
4)　Siegel JD, et al; Health Care Infection Control Practices Advisory Committee : Am J Infect Control, 35（Suppl.2）: S65-S164, 2007［PMID : 18068815］

04

感染症内科

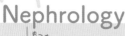

Nephrology

腎機能が悪いのでよろしくお願いします！

腎臓内科

例えばこんなケース

▶ 86歳男性。要介護3で施設入所中。2日前からの発熱，咳嗽，喀痰，当日からのSpO₂低下で救急搬送。

▶ 肺炎の診断で入院。入院時の血液検査で血清Cr 3.10mg/dL，eGFR 16mL/分/1.73m²。腎機能障害があったため，とりあえず腎臓内科へコンサルトした。

▶ 腎臓内科医が改めて検査データを確認したところ，もともとの腎機能は血清Cr 0.97mg/dL，eGFR 58mL/分/1.73m²であったため急性腎障害（AKI）と判断。以前より前立腺肥大症の指摘があったにもかかわらず，今回去痰目的に禁忌薬のブチルスコポラミンが処方されていたことも判明した。

▶ 超音波検査では前立腺肥大症，膀胱拡張，両側水腎症の所見があり腎後性が疑われたため，膀胱留置カテーテルの挿入を行ったところ，経時的に腎機能は改善。尿検査では血尿，蛋白尿を認めず，追加の精査は不要と判断した。

まずは超音波やCTで水腎症を探す！

　腎機能障害は日常的に経験されます。腎機能障害を診た場合，原因となる病態，アプローチ，そして予後が異なるという点で，まずはそれが急性腎障害（AKI）であるのか，慢性腎臓病（CKD）であるのかを判断することが重要です。AKIは次の①〜③のいずれかに該当することとされます[1]。

　①48時間以内に血清Crが0.3mg/dL以上上昇する
　②7日以内に血清Crが基礎値から1.5倍上昇する
　③尿量が0.5mL/kg/時以下であることが6時間以上持続する

　AKIの場合，その原因を障害部位別に腎前性，腎性，腎後性の3つに分けて考えますが，まずは腎後性を除外することが肝要です。超音波検査やCT検査などで両側水腎症を認めれば，比較的簡便に鑑別することができます。腎後性であれば尿路閉塞を解除するとともに，閉塞の原因評価を行います。

次の鑑別ポイントは体液量評価と尿検査

　その後，腎前性か腎性かの鑑別を進めていきますが，ここでポイントになるのが，体液量を評価するための身体所見と超音波検査，そして尿検査です。体液量減少を示唆する所見があれば，補液などによる体液量の適正化を行うことで，7日間以内での腎機能改善が見込めます[2]。一方で，体液量過剰を示唆する所見がある場合には，利尿薬などで体液量を適正化することで腎機能が改善することがあります[3]。CKDを合併していない限り，原則として腎前性では尿所見は正常です。他方，蛋白尿・血尿や病的円柱（赤血球円柱，顆粒円柱など）を認める場合は腎性の可能性が高まるため，腎臓内科への早期の相談を検討します。

CKDの場合は紹介目的を明確に！

　以前から腎機能が悪かったり，蛋白尿・血尿などが持続していたりする場合はCKDの可能性が高まります。もしこのケースがCKDならば，腎臓内科への紹介目的をはっきりさせることが大切です。CKDでは腎機能に応じて管理レベルを変える必要がありますが（図1）[4]，このケースはG4のCKDであり，腎代替療法の導入準備に関する相談をする必要があります。

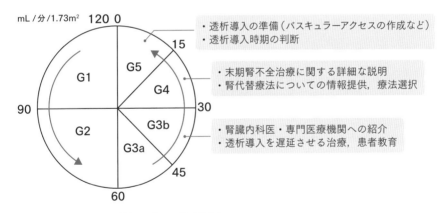

図1　CKDにおける腎機能に応じた管理概要
〔日本腎臓学会・編：エビデンスに基づくCKD診療ガイドライン2023．東京医学社，2023を参考に作成〕

（引用文献）
1)　KDIGO Clinical Practice Guideline for Acute Kidney Injury. Kidney Int, 2（Suppl）：1-138, 2012［PMID：25018915］
2)　Magden K, et al：Hippokratia, 17：239-242, 2013［PMID：24470734］
3)　Husain-Syed F, et al：ESC Heart Fail, 8：183-203, 2021［PMID：33258308］
4)　日本腎臓学会・編：エビデンスに基づくCKD診療ガイドライン2023．東京医学社，2023

持続する顕微鏡的血尿って 糖尿病関連腎臓病らしくないですよね？

腎臓内科

例えばこんなケース

- ▶ 51歳男性。これまで健診未受診だったが，知人に勧められて受診した1年前の健診で2型糖尿病，慢性腎臓病G3aA3を初指摘された。

- ▶ 以後，当院内科に定期通院中で，治療経過は良好だった（HbA1c 6.5〜7.0%で推移，末梢神経障害なし，網膜症なし，大血管障害なし）。顕微鏡的血尿が続き，糖尿病関連腎臓病としては非典型的であると思われたため，腎臓内科にコンサルトした。

- ▶ 変形赤血球を伴う血尿，蛋白尿があり，糸球体腎炎の可能性が否定できず確認したところ，腎機能障害は1年前から進んでいるものの，3カ月前からは横ばいであり，慢性腎炎症候群の範疇と考えられた。10年前，感冒罹患時に肉眼的血尿（糸球体性血尿ではコーラ色や烏龍茶色の血尿が典型的です）のエピソードがあり，経過や各種検査所見から，IgA腎症の可能性が疑われた。

- ▶ アンジオテンシン変換酵素阻害薬を導入したあとも顕性蛋白尿が持続したため，経皮的腎生検を施行し，IgA腎症と診断。免疫抑制薬による治療が開始となった。

糖尿病をもつ患者はすべて糖尿病性腎症でよい？

　糖尿病の有病者と予備軍は合わせて約2千万人といわれ，年々増加しています。糖尿病合併症の一つである糖尿病関連腎臓病も増加しており，血液透析導入患者の原疾患において，2021年の時点で第1位です（36.7%）[1]。そのため，遭遇する機会は多いですが，「糖尿病患者の慢性腎臓病＝糖尿病関連腎臓病」とは限らない点に留意する必要があります[2]。

糖尿病関連腎臓病で血尿を伴うことは珍しい

　古典的な糖尿病関連腎臓病の典型像としては，少なくとも5年以上の糖尿病罹患歴があり，糖尿病性神経障害，網膜症などの糖尿病合併症があり，顕微鏡的血尿を伴うことは少なく，微量アルブミン尿を経て顕性蛋白尿に至ることや，初期には腎機能低下は目立たないことなどの特徴があげられます。

　他方，顕性アルブミン尿を伴わないまま GFR（糸球体濾過量）が低下する非典型例もみられるようになってきました。その理由として，病態として糖尿病だけではなく，

加齢や高血圧を背景とした動脈硬化や脂質異常症の関与が推定されており，糖尿病の病態が関与する慢性腎臓病全般を包括した概念として「糖尿病関連腎臓病」という概念が作られました[2]。糖尿病関連腎臓病で血尿を伴うことは比較的まれです。

蛋白尿・血尿がいずれも陽性なら腎臓内科へコンサルト

　前述の特徴に当てはまらない場合，糖尿病関連腎臓病である可能性は下がります。特に①蛋白尿と血尿の両方を伴う場合（変形赤血球や赤血球円柱を伴うと糸球体腎炎の可能性はより高まる），②急激に蛋白尿が増加する場合，もしくは③腎機能低下速度が速い場合（eGFR 1〜3mL/分/1.73m^2/年以上など）[3]などでは糸球体腎炎などの他疾患検索が必要であり，腎臓内科へのコンサルトを検討します。糖尿病関連腎臓病では血糖，血圧，脂質などの管理がメインであり，腎生検などの追加精査を行うことは少ないですが，糸球体腎炎の場合は，腎生検のほかにも免疫抑制療法など特殊な検査・治療を行う必要があります。

（引用文献）
1)　日本透析医会「血液透析患者実態調査検討ワーキンググループ」：2021年度血液透析患者実態調査報告書．日本透析医会雑誌，37（別），2022
2)　日本腎臓学会・編：エビデンスに基づくCKD診療ガイドライン2023．東京医学社，2023
3)　Wakai K, et al：Nephrol Dial Transplant, 21：2800-2808, 2006〔PMID：16822793〕

もっと知りたい！

From：Webアンケート
Question：あなたが経験した「もったいないコンサルト」を教えてください

副腎偶発腫は放置しないで

　副腎偶発腫をCTなどで見逃さないでほしいです。発見したら必ず一度は副腎ホルモンのスクリーニングを行うか，内分泌専門施設に送ってください。サブクリニカルクッシング症候群を見逃されるか，フォローアップを怠られることなどにより，何年も経ち重症のクッシングになって初めて専門施設に送られてくる症例が散見されます。そうなると，副腎切除術自体も心不全や感染症によるリスクが高い状態で行うことになるうえ，圧迫骨折などによるADL低下は手術後も回復が見込めなくなります。

（43歳女性，内分泌糖尿病内科医）

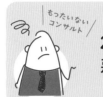

2型糖尿病患者の腎機能が悪化傾向なのでお願いします!

例えばこんなケース

- ▶ 68歳女性。63歳から健診で耐糖能異常を指摘され，近医に定期通院を開始。
- ▶ 65歳で2型糖尿病と診断され，経口血糖降下薬による治療を開始。HbA1c＜7.0%で推移し，糖尿病のコントロールは良好で，神経障害および網膜症の指摘はなく，糖尿病関連腎臓病は第1期。
- ▶ 3カ月前に比べ腎機能が低下傾向で，糖尿病関連腎臓病の進行と判断し，今後の管理目的に腎臓内科へコンサルトした。

表1　コンサルトされるまでの検査データ

	血清Cr（mg/dL）	eGFR （mL/分/1.73m²）	尿蛋白	尿潜血
6カ月前	0.64	77	（−）	（−）
3カ月前	0.62	80		
1カ月前	0.84	57	（＋）	（＋）
現在	1.2	35		

「腎機能低下＋新規の蛋白尿・血尿」は要注意

　このケースでも，「糖尿病患者の慢性腎臓病＝糖尿病関連腎臓病」とは限らない点に注意する必要がありました。本症例は前のケースで述べた糖尿病関連腎臓病の特徴に当てはまらないため，他の腎疾患を考慮すべきです。

　腎機能の低下を認めた場合には必ず尿検査で評価します。新規に蛋白尿，血尿を認めた場合にはなんらかの腎疾患を発症した可能性を念頭に再検査を行い，状況に応じて腎臓内科へのコンサルトを考慮します**（図1）**[1]。

見逃したくなかった「急速進行性糸球体腎炎」

　このシチュエーションのように，新規の蛋白尿・血尿と腎機能障害を併存している場合に最も見逃したくはないのは急速進行性糸球体腎炎（RPGN）です。数週〜数カ月の経過で腎不全が進行する症候群であり，時には急激に進行することも少なくありません。無治療の場合，多くの症例が末期腎不全に至る予後不良の疾患であり，早期発見，早期治療が重要です。

　このケースでは1カ月前から新規に蛋白尿，血尿が出現していますが，糖尿病関連腎臓病の経過としては非典型的です。また，3カ月前と比較すると血清Cr値が上昇しており，急速進行性糸球体腎炎などの腎疾患の可能性を想起すべきでした[2]。新規の尿検査異常と腎機能障害が指摘された1カ月後に腎機能を再評価している点は評価できますが，尿検査異常をフォローアップせず，蛋白尿，血尿を経過観察としてしまいました。

　腎臓内科に紹介されたあとでの問診では，1カ月前から血痰を伴った咳嗽を自覚していたことがわかりました。精査の結果，ANCA関連血管炎による急速進行性糸球体腎炎の診断となり，標準的治療により eGFR 50mL/分/1.73m² 程度まで回復したものの，もともとの腎機能にまでは改善しませんでした。1カ月前の時点で再検査や腎臓内科へのコンサルトを行っていれば，早期治療につなげられた可能性がありました。

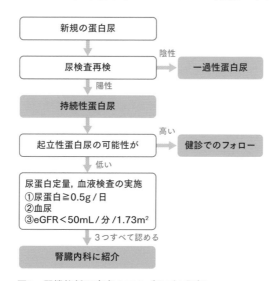

図1　腎機能低下患者のアルゴリズム評価
〔日本腎臓学会・編：CKD診療ガイド2012，東京医学社，2012を参考に作成〕

（引用文献）
1）日本腎臓学会・編：CKD診療ガイド2012，東京医学社，2012
2）成田一衛・監：エビデンスに基づく急速進行性腎炎症候群RPGN診療ガイドライン2020，東京医学社，2020

ありがた
コンサルト

慢性腎臓病患者の蛋白制限について
相談させてください！

腎臓内科

 例えばこんなケース

▶ 78歳女性。身長148cm，体重39kg，腎硬化症G3bA1で当院内科に定期通院中。

▶ 既往歴に右大腿骨頸部骨折（人工骨頭置換術を施行）があり，シルバーカーを用いて歩行している。

▶ 患者から「腎臓を悪くしないために蛋白質を制限したほうがよいと聞いたが，自分もそうするべきか」と相談を受け，腎臓内科へコンサルトした。

▶ 患者が高齢，やせ（BMI 17.8kg/m²），歩行能力の低下があり，低栄養の懸念がある状態と考えられた。蛋白制限を行うことで筋肉量の減少，ADLの低下，栄養状態の悪化が危惧されるため，蛋白制限は行わず，適切な量の蛋白質摂取が重要であることを患者に説明。患者は安心して食事をすることができ，ADLを維持しながら外来通院を継続している。

蛋白制限のやりすぎは禁物

　歴史的には尿毒症（高尿素窒素血症）を避けるために蛋白質制限が行われましたが，腎代替療法の発展によりこの問題は解決しました。その後，CKDにおいて蛋白質制限（＜1.3g/kg標準体重／日）による腎保護効果の報告がなされ，定着してきています（**表1**）[1]。その理由としては，蛋白質の過剰摂取により輸入細動脈が拡張し，糸球体内圧が上昇することで腎機能の悪化が引き起こされますが，蛋白制限がこれを予防するというものです[1]。また，蛋白制限群が非制限群に比べて生命予後が良好であったり，末期腎不全が少なかったという報告[2]もあります。

　ただ，これらのエビデンスの多くは，腎臓内科専門医や管理栄養士などの指導のもとに必要なカロリー摂取がなされ，アドヒアランスが保たれた状態で有効性が示されたものであることに注意が必要です。蛋白制限がCKDの進行抑制に寄与しなかったとする報告[3]や，過度な蛋白制限（0.28g/kg標準体重／日）が通常の蛋白制限（0.58g/kg標準体重／日）と比較して，むしろ生命予後を悪化させたとする報告[4]もあります。さらに，高齢者では安易な蛋白制限がフレイル・サルコペニアの誘因となりうることから，過度な制限や，高齢者での画一的な制限に注意しつつ，多職種で協働しながら指導を行う必要があります。

低栄養が危惧される場合は安易に制限しない

　基本的にCKDに対する蛋白制限は推奨されているものの，近年は蛋白制限による栄養障害のリスクも注目されています。CKDは，厳格もしくは不適切な食事制限，尿毒症や代謝性アシドーシスに伴う食欲不振，消化管機能障害，慢性的な炎症状態，ホルモン異常などにより，栄養障害に陥る可能性のあるハイリスク群です。特に高齢者では，蛋白制限により，フレイル・サルコペニアを来し，かえって予後を悪化させる可能性があります。低栄養の懸念（高齢，やせ，急性疾患，悪性腫瘍の併存など）がある場合には蛋白制限は不要であり，適切なカロリー・蛋白摂取が重要になります[5]。CKDだからと画一的に蛋白制限を行うのではなく，必要なカロリー摂取を担保したうえで，個別化して考えることが重要です。

表1　CKDステージによる食事療法基準

ステージ〔GFR(mL/分1.73m²)〕		蛋白質（g/kg標準体重/日）
ステージ1（GFR≧90）		過剰な摂取をしない
ステージ2（GFR 60〜89）		過剰な摂取をしない
ステージ3a（GFR 45〜59）		0.8〜1.0
ステージ3b（GFR 30〜44）		0.6〜0.8
ステージ4（GFR 15〜29）		0.6〜0.8
ステージ5 （GFR＜15）	保存期	0.6〜0.8
	血液透析（週3回）	0.9〜1.2
	腹膜透析	0.9〜1.2

〔日本腎臓学会・編：慢性腎臓病に対する食事療法基準2014年版．日本腎臓学会誌，56：553-599，2014より抜粋〕

引用文献
1）　日本腎臓学会・編：慢性腎臓病に対する食事療法基準2014年版．日本腎臓学会誌，56：553-599，2014
2）　Rosman JB, et al : Proc Eur Dial Transplant Assoc Eur Ren Assoc, 21 : 567-573, 1985 〔PMID : 3887375〕
3）　Locatelli F, et al : Lancet, 337 : 1299-1304, 1991 〔PMID : 1674294〕
4）　Cianciaruso B, et al : Am J Kidney Dis, 54 : 1052-1061, 2009 〔PMID : 19800722〕
5）　Watanabe D, et al : Nutrients, 10 : 1744, 2018 〔PMID : 30428524〕

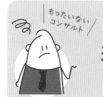

もったいない
コンサルト

透析患者が発熱しました！

例えばこんなケース

▶ 59歳男性。糖尿病関連腎臓病G5Dで透析クリニックに定期通院中。人工血管内シャントを使用している。

▶ 発熱があり，夜間に救急外来を受診。血液検査で炎症反応の上昇はあるが，体幹部造影CT検査では熱源を示唆する所見はない。全身状態は比較的安定しており，翌日の腎臓内科外来に紹介の方針とした。

▶ 翌日の受診時には発熱・悪寒戦慄を伴い，ショックバイタルだった。

透析患者の発熱へのアプローチ

　透析患者においても，発熱診療の基本的な考え方は非透析患者と同様です。つまり，感染症と非感染症に大別し，非感染症としては薬剤熱，膠原病疾患，内分泌疾患，血液疾患，悪性腫瘍などを想定して診察や検査を行います。これに加えて押さえておくべき要点として次の2点があげられます。

○ 透析患者は免疫不全ととらえる

　透析患者では，細胞性・液性免疫不全，皮膚バリアの破綻（シャント穿刺や透析カテーテル挿入に伴う）による易感染性が存在します[1]。また，透析患者に多く合併している糖尿病は，高血糖（好中球機能低下），血管障害（免疫細胞の遊走の低下など），神経障害（疼痛閾値の低下など）といった機序で易感染性の状態となります[2]。これらの理由により，透析患者は感染症に罹患しやすい状況にあります。

○ 感染症は透析患者の死亡原因の第2位

　2021年の日本透析医学会統計調査によると，透析患者の死亡原因は多い順から心不全（22.4%），感染症（22.0%），悪性腫瘍（8.4%）となっており，透析患者の感染症死亡率は高いです[3]。そのため，透析患者の発熱では感染症を適切に診断し，治療する必要があります。

透析患者の発熱では「VA」を必ずチェック！

　透析患者では免疫不全の病態が背景にあるため，細菌性肺炎，結核，ウイルス感染（帯状疱疹，インフルエンザなど）などのリスクに注意する必要があります[1]。また，透析患者に特徴的な感染症として，バスキュラーアクセス（VA）に関連した感染症があります。透析患者は週に3回，VAを用いて透析を行っており，一般集団よりも菌血症の発症リスクが約30倍高いという報告があります[4]。そのため，透析患者の発熱では必ずVAに関連した感染症を鑑別に加え，VA周囲の皮膚の発赤や腫脹などを丁寧に診察し，血液培養検査を採取する必要があります。VA周囲の皮膚所見の異常があれば事前確率は上がりますが，所見がはっきりしない場合もあるため注意が必要です。

　また，人工血管を用いたVAの感染や，感染瘤は血管壁の破綻による大量出血のリスクが高く緊急性は高いです。朝にはほんのり赤い程度でも，夕方には表面が潰瘍化（破綻のリスクが高い！）して緊急手術になることも少なくなく，感染を疑った場合はこまめな診察を行いましょう。

こうしてほしかった

　透析患者の状態に変化があった場合には，必ずVAも観察します。本ケースでは，ショックに対する蘇生処置と平行してVAの観察を行ったところ，穿刺部周囲の皮膚に発赤を伴った腫脹を認め，圧痛も伴いました。超音波検査では膿瘍形成を疑う所見でした。人工血管内シャントであり外科へコンサルトを行い，緊急手術を実施しました。人工血管を抜去し，抗菌薬投与を行ったところ，シャント周囲の所見や全身状態は改善を認め，シャント再建のあと，元通りに透析治療を受けることができています。

引用文献
1）中尾俊之，他：日本内科学会雑誌，89：2304-2308，2000
2）Joshi N, et al：N Engl J Med, 341：1906-1912, 1999［PMID：10601511］
3）花房規男，他：日本透析医学会雑誌，55：665-723，2022
4）Skov Dalgaard L, et al：PLoS One, 10：e0124547, 2015［PMID：25910221］

05
腎臓内科

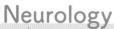

Neurology

もったいない
コンサルト

フェニトイン点滴でけいれんが止まりました！
が，心臓も止まりました！！！

例えばこんなケース

- ▶ 94歳男性。右側頭葉の陳旧性脳梗塞と発作性心房細動，慢性心不全の既往があり，近医に通院中であった。
- ▶ 初回の全身けいれんを認め当院へ救急搬送され，救急外来でも左への向反を伴う全身けいれんを認めた。
- ▶ 救急科の初期対応で陳旧性脳梗塞を焦点とした初回のてんかん発作として，フェニトイン500mgが点滴された。
- ▶ 脳神経内科の診察時には脈拍40回／分の徐脈となっており，その後，半日にわたりpulseless VTを数回繰り返し，電気的除細動などの蘇生処置を要した。

「超高齢」の「心疾患既往」はハイリスク

　フェニトインやそのプロドラッグであるホスフェニトインには，心伝導障害や不整脈，低血圧，心停止などの循環抑制の副作用が知られています[1]。本症例では全身けいれんを繰り返したため，loading doseとしてフェニトイン500mgが経静脈的に投与されましたが，94歳という超高齢で心疾患の既往もあり，循環系の副作用を生じるリスクは高かったと考えられます。フェニトイン注製剤の半減期は約10時間であり，本症例も循環動態が安定するまでに半日を要しました。

少量ずつから始めてほしかった

　フェニトインやホスフェニトイン投与時の副作用として，心停止には至らないまでも，徐脈を来すことは比較的よく経験されます。「けいれんは止まったが，心臓も止まった！」とならないよう，特に心疾患のある患者や高齢者に投与する場合には少量からの開始が適切です。

引用文献
1) Parsai S, et al : Am J Ther, 23 : e1091-e1093, 2016 ［PMID : 25549077］

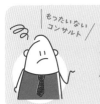

もったいない
コンサルト

意識障害の鑑別を一通りしましたが，脳炎でしょうか？

脳神経内科

06

脳神経内科

例えばこんなケース

▶ 47歳男性。受診前日，職場の上司に「明日は休ませてほしい」との同じメールを何度も送っていた。しかし当日は出勤し，メールをしたことを覚えていなかった。会話をしていても直前数日間の出来事や自身の行動の記憶が曖昧であり，様子がおかしいため上司の勧めで救急外来を受診した。

▶ 救急外来で研修医が診察した際には，記憶が曖昧なこと以外には神経学的異常所見を認めなかった。「意識障害」の鑑別のため，血液検査，頭部CT，頭部MRI，髄液検査，血液培養が行われたが，診断がつかず脳神経内科に相談された。

▶ 改めて問診をすると，不安そうな表情で「自分はなぜここにいるのか」「どうやってここまで来たのか」と質問し，数分ごとに同じ質問を繰り返した。頭部MRIでは，拡散強調画像で両側海馬に点状高信号を認めた。一過性全健忘と診断した。

知っていれば診断はカンタンな「一過性全健忘」

　初診時，「意識障害」の原因として，脳血管障害や脳炎，髄膜炎，全身の感染症，代謝性疾患などを広く鑑別するために各種検査が行われました。しかし，本症例は意識清明で，「近時記憶の障害」と「逆行性健忘」を認めるのみであり，その他の神経学的異常所見はみられませんでした。

　一過性全健忘は，重度の前向性健忘（新しい記憶を保持できず，そのため何度も同じ質問を繰り返す）と逆行性健忘（発症時からさかのぼった一定期間についての健忘があり，その期間はさまざまである）が特徴的な疾患です。意識障害は伴わず，「健忘」のみが症状であり，発作中も行動は正常で失語や失行は認められません。本疾患の病因は十分に解明されていませんが，誘因として精神的あるいは身体的なストレスの関与がいわれています[1]。

　救急外来を初診することも多いですが，正しい診断のためには一過性全健忘の概念と特徴を知っていることが何よりも重要であり，通常，問診のみで診断可能な疾患です。

引用文献
1)　Caplan LR：Transient global amnesia；characteristic features and overview. Transient global amnesia and related disorders(ed. by Markowish HJ), Hogrefe & Huber Publishers, 1990

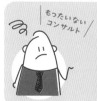

もったいない
コンサルト

若い女性の初発の頭痛で嘔吐もあります。片頭痛でしょうか?

例えばこんなケース

▶ 29歳女性。受診前日の起床時から徐々に両側前頭部の頭痛を自覚し，昼に嘔吐した。市販の頭痛薬を内服したが改善せず，仕事を早退し，当院救急外来を受診した。

▶ 研修医が初診した際，numerical rating scale 8の頭痛が持続していたが，バイタルサインや神経学的所見に異常を認めず，血液検査や頭部CTも正常であった。「若い女性で嘔吐を伴い日常生活に支障のある頭痛」であることから片頭痛が疑われ，アセトアミノフェンを処方され帰宅となった。

▶ 2日後，症状の改善なく，耳閉感も出現したため脳神経内科の外来を受診した。「立位で増悪し，臥床で速やかに改善する」との病歴から低髄液圧症候群が疑われ，入院精査加療となった。なお，外傷などの明らかな誘因は指摘できなかった。頭部MRIで脳下垂を認め，脊椎MRIでは頸椎から上部胸椎のレベルで硬膜外に液体の貯留を認め，髄液の漏出と考えられた。

▶ 安静と点滴，内服による治療後も症状が残存したため，硬膜外自家血注入（ブラッドパッチ）療法を施行した。速やかに症状は改善した。

起立性頭痛が診断のポイントに

　問診で起立性頭痛の病歴を聴取できていれば，低髄液圧症候群を疑うことは難しくありません。原因となる頭頸部外傷やカイロプラクティックなどのエピソードが明らかなこともありますが，本症例のようにそれらが不明なこともあります。

片頭痛の診断に"反復性"は重要

　頭痛は非常にcommonな疾患であり，そのなかでも片頭痛には日常診療でしばしば遭遇します。しかし，片頭痛の診断には反復性頭痛発作の病歴が最重要であり，初回の頭痛では診断できません。それ以外には，若い女性であること（若い頃からの頭痛），家族歴があること（特に母や姉妹が頭痛もち），さまざまな感覚過敏（光，音，においなど）を伴いやすく「静かな暗い場所でじっと寝ていたい」頭痛であること，（子供の頃）乗り物酔いしやすかったことなども片頭痛を診断する際の問診のポイントになります。安易な診断は他の重要な疾患を見逃す危険があり，注意が必要です。

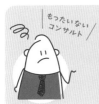

もったいない コンサルト

意識消失を伴う四肢のけいれんがあり，てんかんを疑います！

脳神経内科

例えばこんなケース

▶ 59歳女性。早朝にベッド上臥床の状態で「頭がふわっとする感じ」を数回自覚した。その後，2分程度の意識消失があり，両側眼球は上転し，四肢のけいれんを伴っていた。当院搬送時には意識清明であり，バイタルサインや神経学的所見に異常はなく，心電図や心臓超音波の所見も正常であった。

▶ 四肢のけいれんを伴った一過性意識障害であることからてんかん発作が第一に疑われ，脳神経内科に紹介となった。しかし，入院中の心電図モニタリングで一過性完全房室ブロックによる失神であることが判明した。循環器内科に転科となりペースメーカーが挿入された。

「けいれん＝てんかん発作」ではない！

　本症例は「四肢のけいれんを伴った」ことからてんかん発作が疑われましたが，不整脈や低血圧などなんらかの原因により脳灌流が低下すると，けいれんを伴い失神すること（けいれん性失神）は起こりえます[1]。つまり，「けいれん＝てんかん発作」ではないことに注意が必要です。

　失神とてんかんは，救急外来で遭遇する一過性意識障害の原因として多くを占めます。一般に，持続時間や発症時の状況，随伴症状などが診断するうえでの参考になりますが，両者の鑑別は難しいこともまれではありません。極論をいえば，てんかんについては初回の発作を「見逃した」としても命にかかわることはまれですが，心原性失神はそれがありえます。

引用文献
1)　Pasini E, et al : J Clin Med, 12 : 5805, 2023〔PMID : 37762746〕

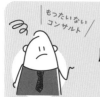

もったいない
コンサルト

肺炎後に構音障害が生じたのですが……

例えばこんなケース

▶ 59歳女性。肺炎の診断で近医から抗菌薬を処方され，治癒した。肺炎の発症2週間後から両手にジンジンするしびれ感を自覚し，その後，喋りにくさ，飲み込みにくさ，視野のぼやけ，全身の動かしにくさが徐々に進行したため，当院救急外来を受診した。

▶ 受診時，立位や坐位で顕著となり臥位で軽減する構音障害を認め，肺炎後の喉頭炎が疑われ，後日の耳鼻科受診を指示された。

▶ 耳鼻科受診時，多発脳神経障害と四肢の運動麻痺，感覚障害を指摘され，同日脳神経内科外来に紹介となった。診察時，高度な開鼻声により構音は著明に障害され，また，嚥下障害により唾液をようやく飲み込める状態であり，咽頭筋の麻痺が目立った。その他，四肢近位筋や頸部筋の筋力低下や四肢末梢の感覚鈍麻，軽度の眼球運動障害，四肢腱反射消失を認め，肺炎後のギラン・バレー症候群の診断で入院となった。

感染症治療後の神経障害は，脳神経内科に！

「後医は名医」ではありますが，本症例に限らずギラン・バレー症候群の患者は他科を複数回受診したものの診断がつかず，症状がかなり進行してから脳神経内科にたどり着くことはまれではありません。

一方で，病歴や神経学的所見がまったくそれらしくなくても，髄液検査での蛋白細胞解離のみを根拠に「ギラン・バレー症候群の疑い」と紹介になる例は比較的多く経験されます。診断まではできなくても，先行する感染症があり，その後進行する神経学的異常があることを病歴と診察所見から確認できれば，脳神経内科への紹介も考慮されると思います。しかし，ギラン・バレー症候群の診断には経過が非常に重要です。

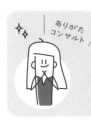

失神を繰り返していますが，
心疾患は否定的でした！

脳神経内科

例えばこんなケース

▶ 64歳男性。食事中に眼前暗黒感を自覚し，その後1〜2分間の意識消失を認め，その後速やかに改善した。胸部症状やけいれんは伴わなかった。当院搬送時には，意識は清明で神経学的異常所見を認めなかった。

▶ 1年以内に同様のエピソードを3回繰り返していた。第一に心原性失神が疑われ精査されたが異常なく，脳神経内科に紹介となった。

▶ 頭部MRIや脳波検査で異常所見を認めなかった。血液検査でビタミンB_{12}が130pg/mLと低下しており，貧血はなかったが，MCVは95.7fLと軽度上昇していた。胃切除の既往はなく，上部内視鏡検査ではびまん性に萎縮性胃炎を認めた。

▶ ビタミンB_{12}欠乏による自律神経障害を疑い，当初経静脈的に，引き続き経口的に補充を続けたところ，失神の再発は認めなかった。

ビタミンB_{12}欠乏症で失神を繰り返すことも

　ビタミンB_{12}欠乏症として大球性貧血や亜急性連合性脊髄変性症，認知症などが知られていますが，自律神経障害を生じることもあり[1]，本症例のように失神で発症する例もまれにみられます。本症例はビタミンB_{12}欠乏による自律神経障害のため，食事に関連した過度な血圧低下を生じやすい状態にあり，失神を繰り返したと考えられました。ビタミン欠乏症は診断がつけば治療可能な疾患である一方で，長期にわたり見逃されれば不可逆な病態となりうることから，早期診断が不可欠です。

引用文献
1） Hesselbrock RR,et al : Aerosp Med Hum Perform, 91 : 746-748, 2020 ［PMID : 32867907］

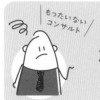

もったいない
コンサルト

意識障害の原因はなんでしょうか？

例えばこんなケース

▶ **ケース①**：77歳女性。足壊疽からの骨髄炎に対し，セフェピムとバンコマイシンの点滴が開始された。治療開始4日目から意識障害が出現し，脳神経内科に紹介された。診察時，自発開眼を認めるがぼんやりしており，発語や従命はない状態であった。脳神経内科医が診察したところ，両上肢にミオクローヌスを認め，脳波では三相波がみられた。セフェピム脳症を疑い，投与を中止した。症状は徐々に改善した。

▶ **ケース②**：82歳男性。腹腔内膿瘍に対し，メトロニダゾール1,500mg/日の内服が開始された。開始後1週間で歩行のふらつきが目立つようになった。その後，徐々にADLの低下を認め，1カ月後には意識障害により臥床状態となり，脳神経内科に紹介された。頭部MRIの拡散強調画像で小脳歯状核，脳梁膨大部および大脳白質に左右対称性の高信号域を認めた。メトロニダゾール脳症を疑い投薬を中止したところ，症状は緩徐に改善傾向となったが，反応の緩慢さなどの高次脳機能障害が残存した。

薬剤性脳症の診断は，まず疑うこと

　抗菌薬関連脳症は日常診療で時に遭遇します。セフェピム脳症やメトロニダゾール脳症が有名ですが，その他の抗菌薬でも起こりえます。症状も意識障害，けいれん，ミオクローヌス，精神症状，小脳性運動失調など多彩であり[1]，疑うことが何よりも大切です。

　原因不明の意識障害の鑑別に際して，意識レベルに日内や日差の変動がみられたり，ミオクローヌスを伴ったりした場合には，薬剤性を含む代謝性脳症を積極的に検討する必要があります。治療としての介入が時に有害事象を引き起こしうることは，常に頭の片隅に置いておきましょう。

引用文献
1) Bhattacharyya S, et al：Neurology, 86：963-971, 2016［PMID：26888997］

Endocrinology

糖尿病の診断基準は満たさなかったので，終診としました！

内分泌・糖尿病内科

例えばこんなケース

▶ 45歳男性。職場の健診で空腹時121mg/dLの高血糖を指摘され，精査目的で受診した。

▶ 本人は無症状で，口渇・多尿，体重減少などの高血糖に伴う自覚症状は認めなかった。

▶ 空腹で受診した際の血糖値は115mg/dL，HbA1cは6.1％で糖尿病の診断基準は満たさないと判断し，次回予約は取らずに終診とした。

診断基準は数値だけではない

　糖尿病の診断基準は，血糖値が糖尿病型（空腹時血糖値126mg/dL以上か随時血糖値200mg/dL以上）を満たしたうえで，HbA1c 6.5％以上であることとされています。また，血糖値のみが糖尿病型という場合でも，口渇，多飲，多尿，体重減少など糖尿病に伴う典型的な症状を来しているか，眼底検査によって確実な糖尿病網膜症の存在が判明していれば，糖尿病と診断することができます[1]。今回の患者さんでは空腹時血糖値は糖尿病型ではないものの，110mg/dL以上であるため，正常型ではなく境界型と判定されます。境界型には糖尿病発症の前段階にある人が含まれていることを認識しておきましょう。また，糖尿病型へと移行する際には，食後血糖値の上昇が先行することが多く，空腹時血糖値の上昇は数年間遅れることが知られています。

　本ケースでは，食後1～2時間のタイミングで受診してもらい，食後の血糖値を確認するか，日を改めて75g経口ブドウ糖負荷試験（OGTT）を受けるのがよいと思われます。空腹時血糖値だけをみていてもわからない，食後血糖高値の問題が潜んでいることが少なくないからです。アジア人を対象としたDECODA研究では，空腹時血糖値よりも食後2時間血糖値のほうが心血管疾患や死亡率を的確に予測できることが示されています[2]。日本のFunagata studyでも，OGTT 2時間値が140mg/dLを超えると，空腹時血糖値にかかわらず，心血管疾患による死亡率が増えることが報告されています[3]。

せっかくなら生活習慣を見直すきっかけに

　こうしたケースでは，食後の血糖値上昇，あるいはOGTT 2時間値の上昇を認めることが多いと考えられます。加えて，血圧，脂質，肥満にも留意することが重要です。糖尿病かどうかという問題だけでなく，心血管疾患のリスクを把握することで，健康

的な食事や運動について考え，生活習慣全般を見直すきっかけにできるかもしれません。こうしたやり取りを通じて，毎年の健康診断を継続して受けることの重要性を再確認しておくことが大切です。

引用文献
1） 日本糖尿病学会・編著：糖尿病治療ガイド2022-2023，文光堂，p26，2022
2） Nakagami T; DECODA Study Group :Diabetologia, 47 : 385-394, 2004 ［PMID : 14985967］
3） Tominaga M, et al : Diabetes Care, 22 : 920-924, 1999 ［PMID : 10372242］

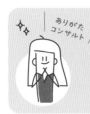

糖尿病の患者さん，薬剤整理しておきました！

内分泌・糖尿病内科

 例えばこんなケース

▶ 81歳女性。50歳代で2型糖尿病と診断され，継続通院中。

▶ たまたま代理診察した研修医がSU薬とグリニド薬が併用されていることに気付いた。

▶ 患者さんと相談し，グリニド薬を中止した。

たまに見かける漫然処方

　長期にわたって血糖コントロールが安定している場合には，治療内容を見直すこともなく継続処方されていることが少なくありません。最近ではあまり見かけない印象ですが，SU薬とグリニド薬がともに処方されているケースがあります。いずれも作用機序が同じであり，併用しても意味がありません。保険診療上も「原則認めない」とされています。

腎機能に合わせた用量調整ができるとさらにGOOD

　このケースでは毎食直前に服用しているグリニド薬を中止し，1日1回朝食後に服用しているSU薬を継続処方としました。SU薬は血糖降下作用が強いため，加齢に伴う腎機能低下を念頭に置き，最小量となるよう，用量の見直しができればなおよいと思われます。また，日本で最もよく処方されているグリメピリドは，添付文書上は6mg/日までの投与が可能となっていますが，実際には多くとも2mg/日まで，高齢者では0.5～1mg/日にとどめておくのが無難だと考えます。

低血糖発作で救急搬送されましたが，点滴で良くなったので帰宅させていいですか？

内分泌・糖尿病内科

例えばこんなケース

▶ 73歳女性。2型糖尿病で通院中。内服薬で血糖コントロールは良好。

▶ 意識状態がおかしいため，家族が救急車を要請し救急外来を受診。

▶ 救急外来で，血糖測定，血液検査，心電図検査を実施し，血糖値47mg/dLであったため，重症低血糖による意識障害と診断した。50％ブドウ糖液20mLを静注し，5％ブドウ糖液の点滴を開始したところ，血糖値は速やかに上昇し200mg/dL前後となったので本人の希望もあり帰宅としたい。

血糖自己測定器を使えば数秒で診断できる

　糖尿病の薬物治療を受けている人が意識状態の変化を認めた際には，常に低血糖を鑑別にあげることが必要です。血液検査の結果を待つまでもなく，血糖自己測定器を用いれば15秒以内に血糖値が判明します。測定値は±15％（100mg/dL未満の場合には±15mg/dL）の範囲内であることと定められているため，ある程度の誤差がある可能性はありますが，低血糖の有無と程度を知るには十分だと考えます。

　重症低血糖は一般に「他者の援助を必要とする低血糖」と定義され，その多くは血糖値が50mg/dL以下の血糖値を示します。日本糖尿病学会の調査委員会報告では，重症低血糖で受診した2型糖尿病患者は，高齢者が多く（平均年齢77歳），腎機能が低下しており（平均eGFR 50.6），血糖コントロールは良好で（平均HbA1c 6.8％），インスリン（61％）やスルホニル尿素（SU）薬（39％）使用者が多いとされています[1]。

回復後に再び低血糖に陥ることも

　このケースでは，インスリン注射は行っていませんでしたが，内服薬にSU薬のグリベンクラミドが含まれていました。高齢であり腎機能が低下している可能性が高いことから，SU薬による低血糖が遷延し，ブドウ糖の静脈投与でいったん血糖値が回復したあとも，再度低血糖を呈する可能性が十分に考えられます。重症低血糖に遭遇したら，年齢，罹病年数，糖尿病治療法（特にインスリンとSU薬），HbA1c値，加えてできれば腎機能を確認する習慣をつけておきましょう。

　重症低血糖で受診した高齢者は，原則として一晩は入院のうえ，血糖モニタリング

をすることが望ましいと考えます。特にSU薬を服用している場合には，安易に帰宅させるべきではありません。

引用文献
1）　難波光義，他：糖尿病，60：826-842，2017

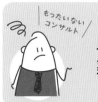

血糖コントロールがいまひとつなので，薬剤を追加しておきました

内分泌・糖尿病内科

例えばこんなケース

▶ 57歳男性。5年前に2型糖尿病の診断を受け，最近はメトホルミン750mg/日を内服し，HbA1cは6.5〜7.0％で推移していた。

▶ 2カ月ごとに通院していたが，今回はHbA1cが8.1％と上昇したので，SGLT-2阻害薬を追加処方した。

血糖値に影響する他の要因とは？

　糖尿病患者に急な血糖値の上昇を認めることは珍しくありません。まずは，食事（間食や飲み物も含む），身体活動量，ストレス（仕事のことや家族などプライベートでの出来事），服薬率の低下など血糖値に影響を与える要因に変化がなかったかをご本人と振り返るのがよいでしょう。他の疾患の治療でステロイドを投与されていないか確認することも必要です（変形性膝関節症にステロイドの関節注射，など）。まったく思い当たることがなければ，悪性疾患のスクリーニングも考えてみてください。

悪性疾患のスクリーニング

　腹部超音波検査，場合によっては腹部造影CT検査をオーダーします。膵臓がんを除外しておくためです。このケースでは，膵体部進行がんが発見され，化学療法が開始となりました。なお，日本人では，2型糖尿病が大腸がん，肝臓がん，膵臓がんのリスク増加と関連していると報告されています[1]。

引用文献
1）　春日雅人，他：糖尿病，56：374-390，2013

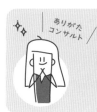

ありがた
コンサルト

虚血性心疾患疑いでしたが，
IGF-1を測定したら異常値でした！

内分泌・糖尿病内科

07
内分泌・糖尿病内科

例えばこんなケース

▶ 55歳男性。ときどき胸が痛むため，虚血性心疾患疑いで循環器内科を受診した。

▶ 心電図，心臓超音波，トレッドミルのあと，冠動脈造影検査まで受けたが大きな異常は指摘されず。

▶ 顔貌と手足の大きさに違和感を覚えた担当医がIGF-1をオーダー。高値を示したことから内分泌内科へ紹介し，先端巨大症の診断に至った。

疑わしきはホルモン検査を

　先端巨大症は成長ホルモンの過剰分泌により，身体の変化や代謝異常が生じる病気で，放置すると，合併症のために生命予後に影響を与えることがわかっています。このケースでは，特徴的な顔貌（眉間や下顎の突出，鼻や口唇の肥大）に気付いた担当医が，足（靴）のサイズの増大を聞き出し，IGF-1の血液検査をオーダーしてくれました。その後，頭部MRI検査で下垂体腺腫を確認し，脳神経外科で下垂体腺腫の切除術を受けました。

　先端巨大症に限らず，内分泌疾患はとにかく疑わなければ診断に到達できません。「ひょっとして〇〇かも」と思ったら，空振りを恐れず，スクリーニングのホルモン検査をオーダーしてください。あなたのオーダーした検査の陽性率が大変高いようであれば，その裏には，意外と見落としているケースがあるのかもしれません。

ありがた
コンサルト

心房細動の患者さん，甲状腺ホルモンを測定したら異常値でした！

内分泌・糖尿病内科

例えばこんなケース

▶ 37歳女性。「胸がドキドキする」ため，循環器内科を受診。心電図で心房細動と診断された。

▶ 後日，血液検査でTSH低下，free T$_4$高値が判明し，甲状腺機能亢進症の診断で内分泌内科へ紹介された。

▶ 実は，下痢が続くので1カ月前に消化器内科で上部・下部の消化管内視鏡検査を受け，異常なしと言われていた。

甲状腺機能異常を疑う所見とは

　内分泌疾患のなかで最も遭遇する頻度が多いのは甲状腺機能異常だと思われます。頻脈，体重減少（食欲は亢進），発汗，イライラする，下痢，易疲労感，不眠，手指振戦，脱毛など多彩な症状が生じます。心房細動の人をみたら，これらの症状を尋ねるとともに，TSHの測定をすることをお勧めします。TSH低値，free T$_4$高値，TSH受容体抗体高値が確認できればバセドウ病と診断され，チアマゾール内服の治療を始めます。最近では，治療前のfree T$_4$が5mg/dL以下であれば初期投与量は15mg/日でよいとされています。

治療開始後の"風邪症状"には要注意

　チアマゾールの副作用として注意すべきものは無顆粒球症です。投与開始から3カ月以内に生じることが多いとされています。風邪に似た症状なので大丈夫と思い，受診が遅れて重症化することもあります。高熱や咽頭痛があれば，医療機関で血液検査を受け，白血球数（顆粒球数）を測定してもらうよう患者さんに伝えておくことが肝要です。

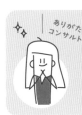

ありがた
コンサルト

不明熱の患者さん，
ACTHとコルチゾールが異常低値でした！

内分泌・糖尿病内科

例えばこんなケース

▶ 46歳男性。37〜38℃の発熱が続くため，平日時間外に救急外来を受診。インフルエンザとCOVID-19の迅速検査はいずれも陰性。

▶ ウイルス感染による感冒様症状としてアセトアミノフェンが処方されていた。数度目の受診時に，易疲労感と気分の落ち込みもあることを聞き出した研修医が総合診療科でフォロー。血液培養2セットと各種ホルモン検査をオーダーした。血液培養は陰性，TSHは基準値内だったが，ACTHとコルチゾールの低値を認め，内分泌内科へ紹介。

内分泌疾患や薬剤性が隠れていることも

　ACTH単独欠損症は日本では10万人あたりに4〜7人で，40〜60歳に多く，やや男性に多いとされています。この患者さんは内分泌内科で負荷検査を実施しACTH単独欠損症の診断に至りました。経口ステロイド（コートリル®）の補充療法が開始されたことで，体調は回復し，以前よりも元気に仕事ができています。

　不明熱の原因としては感染症，自己免疫疾患，悪性疾患が多いとされており，内分泌疾患の頻度はそれほど高くありません。しかし，このケースのように原因不明の発熱や関節痛が契機となり診断に至ることもあります。また，ステロイドの長期使用で同じような病態を来すこともあるので，薬剤の服用歴を確認することも重要です。

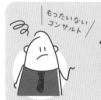

もったいない
コンサルト

健診で高コレステロール血症を指摘された患者さん，スタチンを処方しておきました

内分泌・糖尿病内科

例えばこんなケース

▶ 52歳女性。数年ぶりに健康診断を受けたところ，高コレステロール血症（LDLコレステロール173mg/dL）のため精査を勧められて受診。

▶ 閉経後の女性で非喫煙者，父方祖父に脳梗塞の家族歴があることがわかり，一次予防としてスタチン薬を処方した。

予防投与の前にもう一歩踏み込んで！

　高コレステロール血症に遭遇したら，すぐにスタチン薬を処方するのではなく，甲状腺機能低下症の可能性を想起するようにしてください。気力が出ない，疲れやすい，まぶたが腫れる，寒さに弱くなった，体重が増えた，動作がゆっくりになった，記憶力が落ちた，便秘がちになった，声がかすれる，などの症状を聞くとともに，血液検査でTSHとfree T$_4$の値を確認しましょう。

　TSH高値，free T$_4$低値を認めたら，原発性甲状腺機能低下症と診断できます。さらに，抗甲状腺ペルオキシダーゼ抗体（抗TPO抗体）か抗サイログロブリン抗体が陽性であれば，慢性甲状腺炎（橋本病）と診断します。治療は甲状腺ホルモンの補充療法で，レボチロキシンの内服を継続することになります。甲状腺ホルモン値が回復するにつれて，LDLコレステロールの値は自然と低下してくるでしょう。

Rheumatology

もったいない
コンサルト

ANA陽性なので膠原病ですか？

リウマチ膠原病内科

 例えばこんなケース

▶ 85歳男性。2週間前から続く発熱のため緊急入院。

▶ 入院時検査にて抗核抗体（ANA）が40倍と陽性だったので，とりあえずリウマチ膠原病内科へコンサルト。

「ANA陽性」だけでは診断できない理由

　抗核抗体（ANA）は，人間の体細胞の核内に含まれる抗原性物質を対応抗原とする免疫グロブリンの総称です。検体内にANAが含まれていると，核内の対応抗原とANAが結合し，対応抗原の存在する場所が蛍光を発し陽性となります。陽性の場合，ANAと結合した核内の対応抗原が染色された紋様（染色型）から推定され，より特異的な検査を行うヒントとなります。染色型を伝えなければ，検査の意義を半分取り落としたようなものです。

　ANAの力価は，40倍，80倍，160倍，320倍……と希釈された検体が陽性を保ちうる最大倍率であるため，定量性は低くなります。「40倍陽性！　高値だ！」と驚いてはいけません。一般に有意とすべきカットオフ値は80倍です。健常者を対象とした研究で，32％が40倍，15％が80倍，7％が160倍，320倍でも3％が陽性になることも知っておいたほうがよいでしょう。このように特異度の低い検査ですので，無症状であれば高値陽性であっても臨床的意味はありません。

膠原病は臨床所見が重要！

　ANAは，古典的膠原病とその類縁疾患（関節リウマチ，全身性エリテマトーデス，全身性硬化症，炎症性ミオパチー，オーバーラップ症候群，混合性結合組織病）を疑う場合，有力な診断の手がかりとなります。しかし，本症例のような高齢男性が，新規に古典的膠原病を発症することはかなり珍しいです。検査前確率の低さを考慮し，古典的膠原病に多い皮疹，関節痛，レイノー現象，両側下肺野背側の吸気終末に増強する細かい断続性ラ音などがないか検討してください。

参考文献
・Tan EM, et al：Arthritis Rheum, 40：1601-1611, 1997［PMID：9324014］

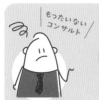

もったいない
コンサルト

RF陽性なので関節リウマチですか？

例えばこんなケース

▶ 67歳男性。健康診断で受診。
▶ リウマトイド因子（RF）が36 IU/mLであり，とりあえずリウマチ膠原病内科へコンサルト。

「RF陽性＝関節リウマチ」は大きな誤解

　リウマトイド因子（RF）は，IgG-Fc部分に存在するガラクトースを欠損し，硫黄結合が形成されないために開環した異常なIgGに反応する免疫グロブリンの総称で，通常測定されるのはIgM型RFです。その名称から，陽性なら関節リウマチ（RA）の存在を決定し，陰性なら否定できるものと誤解されがちです。しかし，5,000人を超える関節リウマチ患者のメタ解析の結果，RFの感度は69％，特異度は85％と報告されています。特に早期関節リウマチにおけるRFの陽性率は20％程度に過ぎず，65歳以上の健常者におけるRFの陽性率は25％です。そのため，あくまでも患者の症状や所見を重視するべきです。また，抗環状シトルリン化ペプチド抗体（ACPA）の感度は68％，特異度は95％です。ACPA陽性の場合は関節リウマチの可能性が高いですが，陰性でも否定することはできません。

RF陽性のときに候補にあげたい鑑別疾患

　RF陽性の場合は，関節リウマチ以外の疾患も考える必要があります。シェーグレン症候群におけるRFの陽性率は関節リウマチ以上に高いです。また，顕微鏡的多発血管炎なども高率にRF陽性となります。さらに，ウイルス性肝炎や肝硬変においてもRF陽性率は非常に高くなります。RF陽性の臨床的意義は，患者の臨床症状によって決定されるということをよく肝に銘じておいてください。

　症状を伴わない検査異常は，その臨床的意義をよく検討すべきです。確かに高齢者は身体感覚が衰えるため，関節痛の自覚がない関節リウマチの症例は存在しますが，一般的には未治療で関節痛が存在せず，手関節，手指関節，足趾関節の骨びらんなどが認められなければ，関節リウマチの可能性は非常に低いです。

参考文献
・Nishimura K, et al : Ann Intern Med, 146 : 797-808, 2007［PMID：17548411］

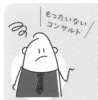

もったいない
コンサルト

原因不明の発熱が続いています！

リウマチ膠原病内科

例えばこんなケース

▶ 2週間前から続く発熱のため緊急入院。現病歴などほかの情報は不明。

▶ 高CRP血症を認めるので，とりあえずリウマチ膠原病内科にコンサルトした。

診断の8割は現病歴で決まる

　診断が皆目不明な場合，自分以外の誰かに診療を依頼するのは悪いことではないですが，発熱という疾患特異性の低い症状のほか，現病歴が記載されていないのでは，何も書いていないのと大差ありません。診断に資する情報の8割は現病歴に由来します。診察時に問診できればよいですが，高齢化が甚だしい現在，同居家族がいなければ正確な現病歴を聴取できない場面も珍しくありません。せっかくのコンサルテーションをより効果的に機能させるには，主治医がそれに先立って主体的に情報を収集することが必要不可欠です。

　リウマチ性疾患は，一部の例外を除き原因不明です。原因が特定された多くの疾患とは異なり，原因を特定することで診断を下すことができません。そのため，典型的な臨床所見を一定数兼ね備えていることを診断の根拠としますが，このような診断体系を「症候学的診断」とよびます。症候学的診断においては，症候の正確な把握が診断に必須となります。

まずは所見・病歴を取り直そう

　このような症例では，まず患者や家族から入院前の病歴を聴取し直し，患者の身体の隅々までしっかり診察することが何よりも大切です。特に皮膚，肺，血管，関節などの異常はリウマチ性疾患の診断において非常に重要です。内科医はこれらの病変の評価を苦手とすることが多いですが，しばしば診断の糸口となります。

　入院時には，日本内科学会 内科専門医の資格認定試験で示されている病歴要約の書式で入院時サマリーを作成する習慣をつけましょう。以降は1週間に1回，新たに判明した検査結果や治療経過を付け加えます。不足している情報を把握できますし，異常値の見逃しを防ぐこともできます。診断に必要な情報は電子カルテのあちこちに散らばっています。それらをまとめるだけで，診断がおのずと明らかになることも少なく

08

リウマチ膠原病内科

73

ありません。

　こうして作った病歴から正常所見を割愛し異常値のみを要約すれば，十分な情報を含んだうえでの診察依頼や紹介状作成は誰にでもできるでしょう。

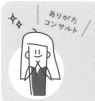

急速に腎障害が進行しており，速やかな転科転棟が必要ではないでしょうか？

リウマチ膠原病内科

 例えばこんなケース

▶ 62歳男性。2週間前から続く発熱や全身倦怠感があり昨日受診し，精査加療のため同日緊急入院した。

▶ 下記のコンサルト文でリウマチ膠原病内科に相談があった。

　　当科入院中，急速に病状が悪化する62歳男性の治療開始につき助言をいただきたく存じます。2週間前から続く発熱，全身倦怠感，食欲不振，－6kgの体重減少，右下肢の異常感覚のため昨日当科受診，精査加療のため同日緊急入院。体温37.8℃，両側下肺野背側に吸気終末に増強する細かい断続性ラ音を聴取，右腓腹神経支配領域の感覚鈍麻を認め，白血球数9,900/μL，血小板数32.3×10⁴/mL，血清Cr 1.4mg/dL（3カ月前に受診した健康診断では0.6mg/dL），血清CRP値9.7mg/dL，赤血球沈降速度100mm/時，尿タンパク3＋，尿潜血3＋，顆粒円柱と白血球円柱を認めました。胸部単純X線では両側下肺野にすりガラス状陰影を認めました。入院時に測定したMPO-ANCAは結果未着です。本日は血清Cr値が2.0mg/dLまで上昇しています。ここまでの臨床所見から，間質性肺疾患，急速進行性糸球体腎炎，多発単神経炎を合併する全身性自己免疫疾患が濃厚に疑われ，腎障害が急速に増悪しているため，確定診断を待たず免疫抑制療法を導入すべきではないかと危惧しています。つきましては本日ステロイド大量投与を開始すべきであるか，その適否につき御教示ください。よろしくお願い申し上げます。

整理された情報と明確な要件がありがたい

このコンサルト文では，主訴，現病歴，理学所見，検査結果から，陽性所見だけを要領良く抽出しています。コンサルトを受ける側は忙しいので，依頼状に記載された内容だけでも判断できるよう，コンサルトする側は疑われる疾患について知識を整理し，必要な情報を明記してもらえると助かります。

また，「急速に腎障害が進行しており，速やかに転科転棟すべきである」と，要件と理由を明確にしています。特に緊急性が高い場合は，婉曲な表現を用いるべきではありません。自分が感じの良い人であることをアピールすることが重要なのではなく，患者にベストなケアを提供することが重要です。

わかっている範囲の情報だけでも OK

コンサルトの時点で，診断に十分な所見が必ずしも揃っている必要はありません。重篤な病態では，そんな時間的猶予がない場合も多く，現時点でわかる範囲の情報を漏らさず記載することが大切です。急性期の血管炎症候群では，「昨日でも明日でもなく，今日」という治療開始のタイミングがあることを覚えておいてください。

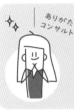

ありがた
コンサルト

HLA-B51陰性ですが，
ベーチェット病でしょうか？

リウマチ膠原病内科

 例えばこんなケース

▶ 48歳女性。8カ月前から持続する発熱と回転性めまいのため1週間前に初診外来を紹介受診，精査目的で緊急入院。

▶ 約3週間前から支離滅裂な言動が散見されるとのことで本人からの詳細な問診は不可能。家族が持参した患者の日記を検索したところ，回転性めまいが出現する2週間前から口腔内アフタが頻発し，陰部潰瘍を思わせる排尿時痛を自覚していたこと，両下腿に結節性紅斑を思わせる皮下結節が出現し近医を受診していたことが明らかとなった。

▶ 脳MRIでは異常なし，髄液穿刺による一般細菌培養 陰性，抗酸菌検査 陰性，髄液ADAの上昇も認められなかったものの，好中球優位の細胞数増多を認めた。HLA-B51は陰性だが，わが国のベーチェット病患者の30%に認められるHLA-A26が陽性であったことなどから，主治医は遷延する中枢神経の炎症性病態によって人格変化を来しつつあるベーチェット病を疑い，リウマチ膠原病内科にコンサルトした。

　患者本人からの問診が困難であっても，引き下がることなく発症時の日記を調べた点は賞賛に値します。診断の手がかりは，しばしば発症時の経過に隠されています。受け身で話を聞いていては良い病歴は決して得られません。

　また，依頼医は自らもベーチェット病に関する情報を収集し，HLA-A26がわが国のベーチェット病患者の30％に認められることに気が付き，それを依頼時に指摘しています。依頼された専門医が常に名医であるという保証はありません。診断に必要な情報を主体的に集めなければ，患者に最善の結果を届けることはできないということを，常に肝に銘じておいてください。

HLA-A26もベーチェット病診断の手がかりに

　ベーチェット病は口腔粘膜のアフタ性潰瘍，外陰部潰瘍，ぶどう膜炎，毛嚢炎様皮疹や血栓性静脈炎，結節性紅斑などの多彩な皮膚症状を主症状とし，急性炎症性発作を反復する原因不明の自己免疫疾患です。本症は人種にかかわらずHLA-B51抗原と強い関連がありますが，わが国では約30％にHLA-A26陽性の症例が認められることはあまり知られていません。本症は時として小脳・脳幹部病変や髄膜炎を合併します。長期間治療不十分な状態が継続すると，慢性進行性かつ不可逆性の人格荒廃を来すため，少しでも疑いがあるようなら迷わずコンサルトしてください。

もっと知りたい！

From：Webアンケート
Question：あなたが経験した「もったいないコンサルト」を教えてください

他科との話し合いがもう少しできたら

　救命センターに移り，他科とのやり取りが増えました。open-ICUなので，毎度どこまでこちらが介入すべきか悩みます。直接頻回に足を運んで，話し合いの場をもってくれる科はよいのですが，ほとんど来ない，あるいは来てもなかなか話し合いをもつ機会がない先生・科の場合は方針のすり合わせが難しいです。また，せっかくカンファレンスを企画しても，意思決定を主に行っている上の医師が来ず，参加しているその科の若い先生では決められずに終わってしまうこともあります（外科系で多いような印象）。ある程度頻回に直接話して意見をすり合わせることさえできれば，大きなトラブルや勘違いもなく，よりICU滞在時間を短くし，一般病棟に戻ってからの予期せぬイベントも減らせるのではと思っています（診療内容に比して医者が少ないことが一番の問題なのだとは思います）。

（36歳男性，救急医・感染症科医）

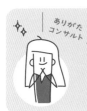

多発関節痛以外，検査所見は
すべて正常なのですが……

リウマチ膠原病内科

08

リウマチ膠原病内科

 例えばこんなケース

▶ 45歳男性。数年前から夜間に増悪する腰背部痛が出現，2カ月前から両膝関節痛が出現，1カ月前から朝方に30分以上持続する両手指のこわばりを自覚。2週間前から右足関節の疼痛のため就労困難となり受診。

▶ 赤血球沈降速度と血清CRP値はともに正常範囲，RF陰性，ACPA陰性，ANA陰性。罹患部位のX線写真も異常なし。

▶ 関節痛の分布が左右対称性であり，朝のこわばりも認められるため，リウマチ性疾患を疑いリウマチ膠原病内科にコンサルト。

臨床症状があれば疑ってよし

　本症例は一見何の検査値異常も認められないものの，炎症性腰背部痛，ソーセージ様手指腫脹と典型的な爪甲の陥凹病変を認め，爪乾癬を合併した乾癬性関節炎と診断されました。

　乾癬性関節炎は乾癬にしばしば合併し，自己免疫機序を介して腱付着部炎，指炎，仙腸関節炎など，関節周囲の種々の骨軟部組織に慢性炎症を呈する原因不明の炎症性関節疾患です。尋常性乾癬の患者の20％は生涯のどこかで炎症性関節症状に罹患するといわれています。関節炎は罹患関節の不可逆的な破壊を引き起こすため早期診断が必要である一方で，適切なバイオマーカーがない疾患であるため診断は困難で，長い経過を有する未診断症例がしばしば認められます。

　ACPAが普及したいま，典型的なACPA陽性の関節リウマチの診断は容易になりました。しかしその一方で，十分な診断能力をもつバイオマーカーが存在しない疾患の診断は専門医でなければ極めて困難です。乾癬性関節炎はIL-6シグナルが乏しいため，赤血球沈降速度や血清CRP値の感度は低く，これらが正常であっても否定することはできません。リウマチ膠原病内科は，臨床症状による診断を第一義とする診療科です。検査値に異常がないからといってためらう必要はありませんので，本症例のように，早期にコンサルトしていただけるとありがたいです。

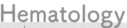

Hematology

ありがた
コンサルト

LDH/AST比が高かったので，
血液悪性腫瘍でしょうか？

血液内科

例えばこんなケース

▶ 65歳男性。古典的不明熱精査のため紹介入院した。

▶ 身体診察および全身CTでは有意なリンパ節腫脹や臓器病変を指摘できなかったが，血液検査で白血球4,890/μL，Hb 10.5g/dL，MCV 90fL，血小板24万/μL，LDH 876U/L，AST 25U/L，ALT 20U/Lとトランスアミナーゼに比してLDHが著明高値（LDH/AST比35）であったことから，悪性リンパ腫を疑って血液内科に紹介した。

▶ ランダム皮膚生検の結果，血管内リンパ腫と診断された。

実施ハードルの低い便利な指標

　血液悪性腫瘍を疑ううえで，LDHは非常に参考になる検査です。しかし，LDHはあらゆる組織に存在する物質なので，臓器で組織の損傷を来すと，LDHが血清へ逸脱し高値を示します。そこで，LDH高値の鑑別をするうえで大事になるのが，一つはアイソザイムパターンをみること，そしてもう一つがLDH/AST比です。前者は2～3分画優位の場合に血液悪性腫瘍を疑いますが，院内で実施できない施設も多いと思われます。しかし，後者はいずれも一般的な生化学検査です。具体的には，LDH/AST比≧30の場合には血液悪性腫瘍や溶血性疾患，LDH/AST比＜30の場合には感染症や肝臓以外の臓器障害，LDH/AST比がさらに低ければ肝疾患が疑われます。

重篤化を見逃さないための所見

　血液悪性腫瘍は，一般診療の範疇で確定診断をつけることがしばしば困難です。しかし，ある程度の確度をもって疑うことは可能です。それ以上に，重篤化の徴候を見逃さず"手遅れ"になる前に専門診療につなぐことが重要です。LDH値のほかに，血球減少，尿酸値，凝固障害の進行などは腫瘍細胞量が著増していることを示唆する所見です。

sIL-2R 高値なのでリンパ腫ですよね！？

例えばこんなケース

▶ 32歳女性。7日続く発熱と頸部リンパ節腫脹のため受診。5年前にも同様の所見を呈し，自然軽快するエピソードがあった。体温39℃，その他バイタルサイン異常なし，体重変化なし，盗汗なし。身体診察で，右浅頸部リンパ節腫脹10mm大が数個，左浅頸部リンパ節腫脹5mm大，弾性・硬，表面平滑，圧痛あり，可動性あり。その他表在リンパ節は触知せず。胸腹部CTでは肝脾腫や他臓器の病変なし。

▶ 白血球4,750/μL（芽球なし），赤血球441万/μL，Hb 14.1g/dL，血小板18.6万/μL，AST 41U/L，ALT 42U/L，ALP 177U/L，LDH 374U/L，sIL-2R 1,910U/mLであり，sIL-2R高値を根拠に悪性リンパ腫を疑い，血液内科に紹介。

▶ NSAIDs を併用しつつ外来での経過観察を行ったところ，2週間で自然軽快した。臨床的に亜急性壊死性リンパ節炎が疑われた。

sIL-2R は悪性リンパ腫の腫瘍マーカーではない

　可溶性IL-2受容体（sIL-2R）は，細胞増殖因子であるインターロイキン2（IL-2）に対するレセプターです。リンパ球の活性化に伴い，構成する糖タンパク鎖から細胞内部分と膜貫通部分が切断されて，細胞上から血中に遊離可溶化したものを測定しています。悪性リンパ腫の腫瘍マーカーであると曲解されている場合もありますが，リンパ系悪性腫瘍やそのほかの疾患でも決して特異性が高いわけではなく，あくまでも体内の活性化リンパ球の指標の一つです。免疫系が活性化するような病態，血管炎，成人スチル病をはじめとする自己免疫疾患や肝炎，間質性肺炎，ウイルス感染症でも上昇することが知られています。一方，リンパ腫であっても，増殖の遅い症例や限局期の症例では，基準範囲内の値にとどまることがあります。リンパ節腫脹を呈する症例ではsIL-2Rの値にとらわれず，症状や身体所見，他の検査所見や経時的変化から総合的に判断します。

　なお，保険診療上の扱いを付記しますと，sIL-2Rは，非ホジキンリンパ腫，成人T細胞白血病（ATL）の診断を目的とする場合，または確定診断済みの患者に対する経過観察を目的とする場合は，特定疾患治療管理料の悪性腫瘍特異物質治療管理料により算定することができます。

　一方で，表在リンパ節腫脹を認めた際に，専門医に紹介するほど悪性を強く疑ってはいないものの，良悪性の鑑別をある程度つけておきたいという場合もあります。そのようなときの判断材料の一つとして，超音波検査が有用です。具体的には，反応性の場合は楕円形でリンパ門が保たれていることが多く，一方で正円形に腫大しリンパ門が消失している場合は悪性を疑います。

参考文献
・Rubin LA, et al : Ann Intern Med, 113 : 619-627, 1990〔PMID : 2205142〕

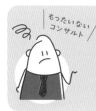

もったいない
コンサルト

悪性貧血へのビタミンB₁₂補充といえば，筋注ですよね!?

血液内科

例えばこんなケース

▶ 85歳男性。特別養護老人施設でほぼ全介助状態。貧血精査のため嘱託医から紹介され受診。眼瞼結膜蒼白，下肢の腱反射低下，触覚低下，振動覚低下を認めた。

▶ 白血球3,820/μL〔好中球46%（過分葉あり），好酸球2%，好塩基球2%，単球2%，リンパ球48%〕，赤血球203万/μL，Hb 8.7g/dL，Hct 27.5%，血小板15.5万/μL，網状赤血球2.9万/μL。フェリチンは保たれており，ビタミンB₁₂は検出限度以下，抗内因子抗体陽性だった。

▶ 悪性貧血による亜急性連合性脊髄変性症と診断され，ビタミンB₁₂の筋注投与を開始したが，退院にあたり施設から筋注の終生にわたる実施について難色を示されたため相談を受けた。

ビタミンB₁₂補充療法は内服でも有効な場合がある

　ビタミンB₁₂欠乏の一般的な原因として，萎縮性胃炎（胃酸分泌低下）や胃切除による吸収不全，悪性貧血が知られています。悪性貧血は，胃壁細胞に対する自己免疫的機序により内因子の分泌が低下することで発症します。欠乏する原因が発生したあと，ビタミンB₁₂の補給を行わなければ，肝臓に貯蔵されたビタミンB₁₂は5〜6年で枯渇し，高率にビタミンB₁₂欠乏性貧血を発症します。

　治療はビタミンB_{12}の補充であり，投与経路は筋注と経口の2通りがあります。抗内因子抗体を認める場合は筋注を原則としますが，高用量で内服すれば受動拡散で吸収されるため，内服薬でも筋注と有意差なく改善するという報告があります。さまざまな理由で継続的な筋注を行えない場合はあります。そのような際は，まずビタミンB_{12}内服薬を用いて改善を試みてもよいでしょう。ただし，この症例ではいずれ経口摂取できなくなるときがやってくると予想されますので，そのときのadvanced care planningはあらかじめ話し合っておくべきです。

ビタミンB_{12}欠乏のピットフォール

　ビタミンB_{12}補充療法が発生するもう一つの状況は，胃全摘後です。胃全摘後のビタミンB_{12}補充が手違いで行われない，あるいは転院の過程で途切れてしまう事態は避けてください。

　また，血清ビタミンB_{12}の測定系では内因子を用いるので，悪性貧血患者に高力価の抗内因子抗体が存在すると，検査値が本来よりも高値になることがあります。その場合は，検査値が基準値内であっても欠乏を否定できません。

参考文献
・Bolaman Z, et al : Clin Ther, 25 : 3124-3134, 2003［PMID : 14749150］
・Sanz-Cuesta T, et al : BMJ Open, 10 : e033687, 2020［PMID : 32819927］

もっと知りたい！

From：Webアンケート
Question：あなたが経験した「もったいないコンサルト」を教えてください

こんなときはACTH・コルチゾールの測定を！

　低血圧，低血糖，低Naを伴う緩徐な全身状態不良，食欲低下，体重低下では，一度ACTH，コルチゾールを測ってみてください。下垂体機能低下症はまれな疾患ではありますが，何カ月も診断がつかず胃瘻まで入れられてしまったACTH単独欠損症などをまれに診療します。診断がつけば，ヒドロコルチゾン（コートリル®）を内服させるだけですぐ歩いて退院できるようになります。低栄養の割に低カリウム血症が目立たない，妙に好酸球数が多いといった所見が低コルチゾールに気付くきっかけになることがあります。

（43歳女性，内分泌糖尿病内科医）

09
血液内科

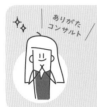

長期経管栄養管理中の貧血なので，亜鉛欠乏の可能性はありますか？

血液内科

例えばこんなケース

▶ 68歳女性。主訴は貧血。5年前に急性上腸間膜動脈塞栓症による大量腸管壊死により小腸〜横行結腸を切除。以後，在宅中心静脈栄養管理を継続していた。受診2カ月前から貧血の進行を認め，かかりつけ医が鉄剤投与などを行うも改善しないため，総合病院内科に紹介された。前後して顔・陰部・四肢先端に弛緩性水疱を伴う紅斑を認めていた。

▶ 亜鉛欠乏性貧血の可能性を疑って採血を提出しつつ，他の疾患の可能性について血液内科にコンサルト。

亜鉛欠乏でも貧血は起こりうる

　亜鉛欠乏によって貧血を来しうることは，近年知られるようになってきています。赤芽球の分化・増殖が障害されることで貧血に至りますが，亜鉛の摂取不足のほか，スポーツ競技者，透析患者，炎症性腸疾患患者などでよくみられます。亜鉛欠乏性貧血は正球性〜小球性貧血を呈します。臨床的には，貧血だけでなく，タンパク合成が低下することで皮膚炎，口内炎，脱毛症，褥瘡，食欲不振，味覚障害などのさまざまな症状・障害を伴うことがあります。生化学検査の特徴としては，ALP値の低下があげられます。ALPは亜鉛を必要とする酵素で，体内亜鉛量の低下により，血中ALP値も低下します。

血清亜鉛値だけで判断してはいけない理由

　血清亜鉛値は，必ずしも臨床的な亜鉛の不足度を反映しません。実臨床では，基準値以下であっても亜鉛欠乏の臨床症状を来すわけではなく，逆に基準値以内であっても臨床症状を認めることもあります。臨床症状から亜鉛欠乏症の存在を積極的に疑う場合は，検査値にかかわらず亜鉛補充療法を試みることも考慮します。

参考文献
・高見昭良：臨床血液，62：909-913，2021

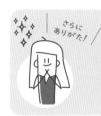

血球減少は亜鉛の過剰補充が影響していますか？

血液内科

例えばこんなケース

▶ 1つ前の症例のその後。ポラプレジンクによる亜鉛補充を開始してから5年が経過した。

▶ 初診6カ月前頃より両下肢の脱力感と異常知覚を自覚。徐々に増悪し当科受診。

▶ 両上肢指尖部，両下肢膝以遠に有痛性の感覚障害あり。両下肢で振動覚低下あり。ロンベルグ徴候陽性。白血球1,800/μL，Hb 7.8g/dL，MCV 107fL，網状赤血球4‰，血小板6.4万/μL。

▶ ビタミンB$_{12}$は基準値内であり，亜鉛補充が影響している可能性を血液内科にコンサルト。

亜鉛の過剰補充が銅を欠乏させてしまう

　本症例では最終的に，血清銅2μg/dL未満（基準値68～128μg/dL），セルロプラスミン2mg/dL未満（基準値21～37mg/dL）と銅欠乏症を認め，亜鉛の過剰補充が影響しているものと考えられました。銅欠乏の原因は主に，低栄養，消化管疾患（胃切除，小腸病変，胃管・腸管栄養など），長期の非経口栄養（経腸，経静脈），薬剤性（ヒスタミンH$_2$受容体拮抗薬，プロトンポンプ阻害薬），亜鉛の過剰摂取（亜鉛製剤，亜鉛サプリメント，亜鉛を含む入れ歯安定剤の大量使用など）があります。

　特に近年，亜鉛欠乏症への過剰補充によって銅欠乏症を来す事例の報告が散見されます。これは腸管粘膜細胞上の金属結合タンパク質メタロチオネインに亜鉛が結合することで，銅の血液への移行を阻害することが原因とされています。銅欠乏症の造血障害では，ビタミンB$_{12}$欠乏や葉酸欠乏と同様に巨赤芽球性貧血を来し，好中球減少を併発します。さらに血小板減少を伴って汎血球減少を認めることもあります。

診断と治療の注意点

　診断のために骨髄検査は必ずしも必要ありませんが，高度の汎血球減少やLDHの著増を伴う場合は，骨髄異形成症候群など血液悪性腫瘍との鑑別を目的に実施するほうがよいでしょう。血液障害は銅補充により回復することが多い一方で，精神神経学所見は軽快しないこともあるので，病状説明時には注意してください。

参考文献
・高見昭良：臨床血液，62：909-913，2021　　　　・児玉浩子，他：Medical Practice，36：1277-1281，2019

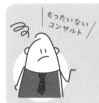

リンパ節の針生検で 悪性リンパ腫が疑われました！

血液内科

例えばこんなケース

▶ 31歳女性。4週間続く発熱と3cm台の右頸部リンパ節腫脹のため外科受診。体重減少，盗汗も伴っていた。胸腹部CTでは前縦隔腫瘍，縦隔リンパ節腫脹，脾腫を認めた。

▶ 針生検（穿刺吸引細胞診）を行い，悪性リンパ腫が疑われたために血液内科紹介。

▶ 針生検のみでは病型診断が困難であったため，改めて生検を外科に依頼した。病理診断とフローサイトメトリーの結果，古典的ホジキンリンパ腫と診断。結果として，治療開始までに約1カ月の遅れを生じた。

なぜ針生検だけでは不十分なのか？

　悪性リンパ腫の正確な診断のためには，治療開始前に適切な病変から生検を行い，病理組織学的診断を得ることが必要です。さらに，現代ではフローサイトメトリー，染色体検査，遺伝子検査，*in situ* hybridization なども必須の検査とみなされますが，実施のためには十分な検体量がなければなりません。そのため，正確な診断には針生検による病理組織学的検査のみでは一般的には不十分で，開放生検が高リスクである場合や困難な場合を除いては，生検を行うことが望ましいと考えます。

検体採取後の注意点

　リンパ節の生検時にはなるべく被膜も含めて丸ごと採取します。また，生検を行って得られた検体は，生理食塩液に浸したガーゼに包むか，シャーレにそのまま直接入れて無菌的に扱い，素早く検体処理を開始します。すべてをホルマリン固定してしまうと，フローサイトメトリー，染色体検査，遺伝子検査，*in situ* hybridization などに提出ができなくなるので注意が必要です。

無理せずはじめからコンサルトしてOK

　4〜6週間以上持続しているリンパ節腫脹は生検の適応と考えられ，特に短期間で急速に増大し，発熱，盗汗などの全身症状を伴い，LDH値の上昇を認める場合は精査が必要です。しかし一方で，前述のとおり，血液悪性腫瘍の確定診断には，形態診断だけでなく免疫学的・細胞遺伝学的検査の提出を要します。私見ではありますが，非専門科の仕事としては，病理診断をつけてから紹介することにこだわるより，まず血液内科に紹介していただければ十分と考えます。

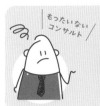

急に血小板が減少したので，
特発性血小板減少性紫斑病でしょうか!?

血液内科

例えばこんなケース

▶ 70歳女性。乳がんの既往あり（5年前まで抗がん薬加療を実施し寛解を維持）。現在は近医で高血圧と糖尿病の投薬を受けている。

▶ 定期的な血液検査で，白血球5,200/μL，赤血球459万/μL，Hb 11.7g/dL，血小板3.6万/μL。前回（半年前）の血小板数は17万/μLであり，急激な血小板減少を認めたことから，特発性血小板減少性紫斑病の発症を疑い，血液内科に紹介受診した。

▶ 病歴および身体所見からは，出血傾向は特に指摘できなかった。

あわてる前に出血傾向を確認しよう

　出血傾向のない血小板数の低下をみたら，まず偽性血小板減少症が考えられます。通常，血算はEDTA入り採血管で採血しますが，EDTA存在下で血小板が凝集することがあります。これは，EDTAによって血小板膜表面タンパクの構造が影響を受け，免疫グロブリンとの親和性が亢進された結果，凝集を来すものです。自己免疫疾患，腫瘍，感染症などの併存下ではより発症しやすいとされ，また，検体が低温にさらされたり，長時間放置されることでも生じやすくなります。もし偽性血小板減少症が疑われた場合は，クエン酸入り採血管で検体を採りなおすと凝集を回避することができます。

他にもある！　検査エラーが原因の異常値

　偽性血小板減少症に限らず，血栓止血系の異常値が起きたら，検査エラーの可能性も想起します。例えば，凝固検査用の採血管はクエン酸が入れられていますが，採血量が規定に達していないと，相対的に凝固因子が減少し，異常値を来します。同様に多血症の症例でも，相対的に血漿量が不足します。また，採血後に長時間放置すると，凝固因子が失活しやすくなります。

参考文献
・Fiorin F, et al：Am J Clin Pathol, 110：178-183, 1998 ［PMID：9704616］

Surgery

右下腹部の圧痛があります。
虫垂炎の疑いです！

外科

例えばこんなケース

▶ 84歳女性。軽度の認知症あり。日常生活動作（ADL）は自立していた。今朝から食欲がなく布団にうずくまっており，どうやらお腹が痛いようだと同居の家族がお昼ごろ救急外来に連れてきた。

▶ 意識はクリアであるが，いつからどこが痛いかなどは認知症のためはっきり言えない。お腹に手を当ててうずくまるようにしており，顔をしかめている。

▶ 腹部はやや硬く，右下腹部を押したときに最も痛そうな顔をしたことから，虫垂炎を疑い，血液検査を待つ間に消化器外科へ紹介した。

致死的経過をたどることもある「鼠径ヘルニア」

　本症例では，右下腹部の圧痛から虫垂炎を疑ってしまいましたが，実は鼠径ヘルニアの嵌頓でした。診察時，臍の少し下までしか露出できていなかったために，鼠径部の膨隆に気付けなかったようです。虫垂炎は抗菌薬で保存的加療とする場合も多いですが，今回，外科へ紹介してくれたのは不幸中の幸いでした。

　鼠径ヘルニアの嵌頓は数時間で腸管壊死に至るため，多くの場合緊急手術が必要となります。放置すると命に関わる状態となりますので，常に鑑別を念頭に置いて診察にあたりましょう。

急性腹症の鑑別疾患

　急性腹症およびその類似疾患の鑑別は多岐にわたります。痛みの部位によりある程度絞り込むことも可能ですが，例えば，右下腹部痛だけでも**表1**に示すように多くの疾患を鑑別する必要があります。

　また，今回は鼠径ヘルニアなので体表から膨隆の所見を観察できますが，閉鎖孔ヘルニアの場合には視触診での診断は困難です。さらに高齢者のように身体所見が乏しい場合，診断および治療方針の決定には腹部CTが有用とされています。鑑別すべき疾患をしっかりと念頭に置いたうえで，腹部CTを撮影しましょう。

表1　右下腹部痛を訴える患者で鑑別すべき疾患

消化器疾患	虫垂炎，大腸炎，大腸憩室炎，炎症性腸疾患，過敏性腸症候群，胆嚢炎，膵炎，鼠径ヘルニア
尿路系疾患	前立腺炎，精巣上体炎，尿管結石症，尿路感染症
産婦人科疾患	異所性妊娠，子宮内膜症，卵巣出血，卵巣嚢胞破裂，卵巣茎捻転，子宮筋腫，骨盤腹膜炎，付属器膿瘍（卵管・卵巣膿瘍），付属器炎
血管系	動脈解離，動脈瘤破裂
その他	腸腰筋膿瘍，後腹膜出血

〔急性腹症診療ガイドライン出版委員会・編：急性腹症診療ガイドライン2015，医学書院，p126，2015より〕

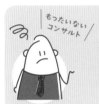

10

外科

もったいない
コンサルト

痔からの出血がコントロールできません。手術が必要でしょうか？

外科

例えばこんなケース

▶ 63歳女性。糖尿病のため定期通院中。第2子を出産後から痔があり，たびたび出血することがあったが，軟膏で対処していた。

▶ 半年ほど前からまた排便時に出血することが多くなり，定期外来の際に「以前から痔があって薬を塗っていたので，痔の薬も一緒に出してほしい」と言われた。肛門や直腸の診察は行わず，これまでの経緯から軟膏を処方していた。

▶ 今回の外来の際，「最近，痔からの出血が毎日あって薬を塗っても良くならない」と言われたため，外科へ紹介することとした。

「いつもの痔」という思い込みが……

　痔だと思っていたら直腸がんだったというのは，実はよくある話です。特に，以前から痔がある場合，本人も痔だと信じてしまっているので注意が必要です。この患者さんは，肛門から5cmのところに直腸がんが見つかりました。直腸診をすれば腫瘍を触れられた場所であったのですが，患者さんの言葉を鵜呑みにして薬を処方するのみだったのはもったいないです。

　痔や肛門からの出血の訴えがあったときには，必ず肛門の観察と直腸診を行うようにしましょう。

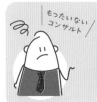

もったいない
コンサルト

また貧血だったので
前と同じ鉄剤を処方しました！

外科

例えばこんなケース

▶ 63歳男性。5年前に胃がんのため胃全摘術を施行。術後は再発や転移なく経過し，経過観察のため半年ぶりに来院。

▶ 「最近，疲れやすく食欲もない」と訴えたため血液検査を行ったところ，Hb 7.4g/dLと貧血を認めた。3〜4年前にも同様に貧血を認めており，その際に現在の指導医である医師から鉄剤を処方され改善していた。

▶ 「先生，また貧血の薬を出してもらえますか？」と言われ，前回と同じ内容で鉄剤を処方した。

赤血球恒数を見ていれば気付けたはず

　胃切除後に貧血が起こることはよく知られていますが，この貧血には鉄の吸収不足により比較的術後早期に起こる鉄欠乏性貧血と，ビタミンB_{12}の吸収障害により術後5年ほど経ってから起こる巨赤芽球性貧血があります。本症例で認めた貧血は後者だったのですが，赤血球恒数である平均赤血球容積（MCV），平均赤血球ヘモグロビン量（MCH），平均赤血球ヘモグロビン濃度（MCHC）の確認が抜けてしまいました。さらに，以前に指導医が行った治療で貧血が改善したことを意識しすぎてしまったようです。

　貧血は，まず血色素（ヘモグロビン）量で判断しがちですが，貧血の原因はさまざまです。正しい治療につなげられるように，赤血球恒数もチェックして貧血の鑑別を行いましょう。

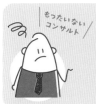

昨夜，下剤を飲ませたのですが，
便がまだ出ないようです

外科

例えばこんなケース

▶ 74歳女性。3カ月前にS状結腸がんのため手術を施行した。術後経過は順調で，術後1週間で退院となり，今回は術後化学療法目的で入院となった。

▶ 手術前から便秘気味のため，適宜センノシド製剤を内服していた。入院時に「数日前から便秘でお腹が張っている」との訴えがあった。腹部の視触診では軽度の腹部膨満がみられたが，聴診はしなかった。

▶ 「先生，下剤を出してもらえますか？」と患者さんに言われ，研修医は以前から内服しているセンノシド製剤を処方した。

▶ 翌朝，まだ排便がなく腹痛が増強していることを聞き，化学療法開始前に上級医に報告した。

診断の前に腹部聴診を

　癒着性腸閉塞に対して下剤を使用すると，蠕動亢進により腸管内圧が高まり，穿孔のリスクもあることから禁忌とされています。しかし，本症例では，以前から便秘であるという情報に引っ張られ，腸閉塞の可能性を見逃してしまいました。腹部の聴診を行っていれば金属音が聴取でき，腸閉塞に気付けたかもしれません。

　視診，触診，打診，聴診は腹部診察の基本です。常に基本を忘れずに，さまざまな可能性を念頭に診察を行いましょう。

10

外科

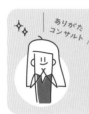

ありがた
コンサルト

硬膜外カテーテル，
本当に抜いていいですか？

外科

例えばこんなケース

▶ 76歳女性。肝臓がんのため，肝右葉切除術を施行。深部静脈血栓症の既往があり，術後に低用量未分画ヘパリンを8時間ごとに皮下注射していた。

▶ 土曜日に日直だった研修医は，看護師から「術後のペインコントロールのために挿入されていた硬膜外カテーテルが空になったのでカテーテルを抜去してほしい」と連絡を受けた。

▶ カルテを確認すると，1時間前に低用量未分画ヘパリンが投与されていたため，すぐに抜かないほうがよいのではと思い，上級医に電話で確認した。

低用量ヘパリン投与直後の抜去はNG

　よくぞカルテを確認し，低用量未分画ヘパリンの投与に気付いてくれました。そのまま抜去した場合，硬膜外血腫ができ重度の障害が発生した可能性もあります。血腫形成を防ぐため，硬膜外カテーテル抜去は，低用量未分画ヘパリンの最終投与から2〜4時間空けることが推奨されています[1]。

引用文献
1) 肺血栓塞栓症/深部静脈血栓症（静脈血栓塞栓症）予防ガイドライン作成委員会：肺血栓塞栓症/深部静脈血栓症（静脈血栓塞栓症）予防ガイドライン．Medical Front International Limited，p159，2004

もっと知りたい！

From：Webアンケート
Question：あなたが経験した「もったいないコンサルト」を教えてください

意図が伝わらず，ムムム……

　丁寧に紹介状を書いたつもりでも，意図が伝わらずに継続性が損なわれ，患者さんが落ち込んでしまうことがあります。病院と診療所の間でうまく協力したいにもかかわらず，お互いにとって良い関係性でいられないことはとてももったいないと感じます。

（37歳男性，内科医）

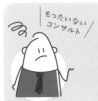

術後に頸部の腫脹がありましたが，
声も出ているので様子をみました！

外科

例えばこんなケース

▶ 42歳女性。内服でコントロール不良なバセドウ病のため，甲状腺亜全摘術を施行。

▶ 手術当日の夜，看護師がラウンドした際に頸部の腫脹を認めた。本人は頸部に軽度圧迫感を感じるのみで，呼吸苦の訴えはなくSpO$_2$も98%（room air）であった。創部のドレーンからの排液はほとんど認められていなかった。

▶ 当直していた研修医は，看護師からの電話連絡を受けて様子を見に行ったが，本人が「大丈夫です」と言ったので，反回神経は大丈夫そうだと判断し，一晩様子をみることとして翌朝上級医に報告した。

10

外科

気にかけてもらいたかったもう一つの術後合併症

代表的な甲状腺手術の術後合併症として，反回神経麻痺はよく知られていますが，そのほかにも後出血には気をつけなければなりません。後出血の頻度は1〜2%[1] ですが，出血量が多い場合には気道閉塞を引き起こし，緊急で止血術が必要となることもあります。

今回は，当直中に電話連絡を受けて実際に病室まで行き，術後合併症である反回神経麻痺を意識しながら診察できたのはよかったのですが，後出血の可能性に意識が及ばなかったのがもったいないところです。頸部の腫脹がみられた場合には症状が乏しくても，気道閉塞の可能性を念頭に，直ちに上級医へ報告をしましょう。

甲状腺切除後は，気道閉塞を念頭に観察する

甲状腺手術後の出血では，血腫による気道の圧排と喉頭浮腫が同時に進行していることがあり，急激に症状が進行する場合もあります[2]。ドレーンからの血性排液の増加がみられることもありますが，ドレーンが血餅で閉塞すると今回のように排液を認めないこともあります。気道閉塞のリスクを十分に考慮した観察（**図1**）はもちろんですが，出血が疑われたときには直ちに上級医へ報告することが必要です。

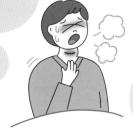

・喘鳴
・頸部聴診による
　狭窄音

努力様呼吸・
起座呼吸

・頸部ドレーンからの
　著明な血性排液
・頸部周囲径の増大
・創部痛の増強

不穏
状態

・息苦しさ
・頸部の圧迫感・
　閉塞感
・嚥下困難

・チアノーゼ
・SpO$_2$の低下

図1　甲状腺術後の気道閉塞リスクを踏まえた主な観察項目

〔日本医療安全調査機構：甲状腺術後の気道閉塞のリスク管理，医療安全情報，No.5，2014を参考に作成〕

引用文献

1)　小山英彦，他：日本集中治療医学会雑誌，25：373-378，2018
2)　日本医療安全調査機構：甲状腺術後の気道閉塞のリスク管理．医療安全情報，No.5，2014

もっと知りたい！

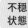

From：Webアンケート
Question：あなたが経験した「もったいないコンサルト」を教えてください

自己流での局所陰圧閉鎖療法

　局所陰圧閉鎖療法は多くの診療科で行われていますが，高圧にすればより効果が上がるわけではなく，創部の状態などによっては高圧管理が望ましくないことも多いです。形成外科ではない診療科で，保険で認められている期間（原則3週間，最長4週間）を超えて使われたあとに「高圧でやっているのに治らない」と言われると，非常に残念な気持ちになります。研修医向けの院内セミナーなどで繰り返し指導をしても，上級医の認識が変わらないため，研修医たちも口出しをできずに終わってしまうこともしばしばです。

（形成外科医）

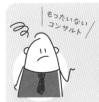

交通外傷です。頭を打って傷があったので縫合してCTも撮っておきました!

外科

例えばこんなケース

- ▶ 81歳女性。車を運転中, ブレーキとアクセルを踏み間違えて路地で電柱に激突してしまい救急搬送された。
- ▶ 衝突の衝撃で, ハンドルに頭を打ちつけたため前頭部に2cmくらいの切創があり流血している。診察時, 意識はクリアで傷のほかには特に痛いところはないとのことであった。腹部にはシートベルト痕がかすかに見られたが, 腹部視触診では有意な所見は認めなかった。
- ▶ 研修医は, 頭部の傷をステープラで縫合し, 頭蓋骨骨折や頭蓋内出血もチェックしておこうと頭部CTを撮影した。頭部CTでは明らかな所見は認めず, 帰宅でよいと判断し, 上級医に報告。

シートベルト痕があれば腹部臓器損傷を疑う

　交通事故での受傷後にはシートベルトによる臓器損傷の存在を疑うことが必要です。特にシートベルト痕を認める場合には, 臓器損傷を来していることが多いとされており[1], 慎重に検査を行いたいですね。今回は, 頭部外傷があることから, 頭蓋骨骨折や頭蓋内出血を念頭に頭部CTを撮影したのはよかったのですが, 腹部臓器損傷にまで意識が及ばなかったのはもったいないところです。

　本症例は, 上級医に報告している最中にだんだん血圧と意識レベルの低下がみられたため, 胸腹部CTを撮影したところ肋骨骨折と手術が必要な脾損傷が明らかとなりました。シートベルト着用時の受傷に関しては, 腹部臓器の損傷を念頭に診察を進めることが基本です。まずは, FAST検査（focused assessment with sonography for trauma）や胸腹部CTを施行しましょう。また, 受傷直後に所見がなくても, あとから所見が現れてくることがあるので, 慎重に観察しましょう。

引用文献
1) 石井　亘, 他：日本交通科学学会誌, 19：35-41, 2020

10
外科

これって閉鎖孔ヘルニアでしょうか？

 外科

例えばこんなケース

▶ 78歳女性。30歳で帝王切開。数日前からお腹が張り食欲低下，本日嘔吐あり来院した。

▶ 腹部X線でニボー像を認め，腹部CTでも腸閉塞の所見あり。上級医から「癒着性腸閉塞だから入院させておいて」と言われて受け持つことになった。

▶ 研修医はCT画像で閉塞起点を探していたところ，閉鎖孔に楕円形の陰影を認め，先日勉強会で教わった閉鎖孔ヘルニアの所見ではないかと思い，上級医に連絡した。

意識していないと閉鎖孔ヘルニアは気付きづらい

　閉鎖孔ヘルニアの嵌頓は，腸閉塞様の所見を呈します。腹部CTでも意識して見ないと見落とされてしまうことがあります。本症例では，上級医は帝王切開の既往があったことから術後の癒着性腸閉塞だろうと思い込んでしまいましたが，しっかりとCTを確認できたのがよかったです。勉強会で教わったことが役に立ちました。閉鎖孔ヘルニアの嵌頓所見は特徴的な所見（**図1**）ですので，一度見ておくとよいでしょう。

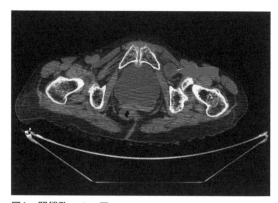

図1　閉鎖孔ヘルニア

〔Younes A, et al : Pan Afr Med J, 20 : 169, 2015より〕

参考文献
・　肺血栓塞栓症/深部静脈血栓症（静脈血栓塞栓症）予防ガイドライン作成委員会：肺血栓塞栓症/深部静脈血栓症（静脈血栓塞栓症）予防ガイドライン．Medical Front International Limited，p159，2004

Orthopedics

もったいない
コンサルト

手関節X線で明らかな骨折はなかったので，湿布だけ処方して帰宅としました

整形外科

例えばこんなケース

▶ 40歳男性。昨日転倒し手関節周囲の痛みで来院。ほとんど腫脹はみられず，紫斑もない。橈骨遠位端に圧痛なし。舟状骨に軽度の圧痛。

▶ 手関節X線では橈骨遠位端，舟状骨ともに異常を認めず，打撲の診断にて湿布だけ処方して帰宅とした。

11

整形外科

手の圧痛があれば骨折している可能性が高い

　転んで手をついたときには橈骨遠位端骨折を認めることが多いですが，舟状骨骨折が見逃されることもしばしばあります。橈骨遠位端骨折も，X線では明らかな骨折を認めないこともあるため，橈骨茎状突起部の圧痛があればまず骨折があると考えたほうがよいです。特に小児では骨の弾性が高いため，骨折線を作らず若木がしなやかに曲がるように骨折することがあります。これは若木骨折とよばれ，見慣れていないとX線で見つけることは容易ではありません。

　同様に，舟状骨もX線ではわかりづらい骨折で，舟状骨に圧痛を認める場合や，2週間程度経過をみても舟状骨周囲の痛みが取れない場合には手関節MRIを行い，舟状骨に骨折がないか確認してください。

骨折線がなくとも，整形外科受診を勧めよう

　X線で骨折線が明らかでない場合に初診対応として湿布を処方して帰宅させてもよいですが，必ず初回のX線ではわからない橈骨遠位端骨折や舟状骨骨折が隠れている可能性を患者に伝え，近日中に整形外科を受診するよう勧めてください。X線で異常がなくても，圧痛がみられたり，痛みが強かったりする場合には手関節を固定して帰宅させたほうが無難です。

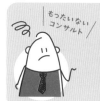

もったいない
コンサルト

肩のX線で石灰を認めたら，石灰性腱炎でいいですよね！

整形外科

例えばこんなケース

▶ 40歳代女性。1カ月前から右肩前方の痛み。安静時痛なし。可動時に痛みを訴えるが，まったく動かせないわけではない。

▶ X線で肩峰外側の腱板に石灰沈着を認めたため，石灰沈着性腱板炎と診断した。

本当に石灰性腱炎ならかなりの激痛

痛みのない石灰沈着と石灰性腱炎を間違えないことが大切です。石灰性腱炎（石灰沈着性腱板炎）は腱板に異所性石灰化を認めますが，急性の炎症を起こすと激痛で患肢を動かせないほどになります。もし石灰性腱炎なら，患者はしばしば健側の手で患側上肢を固定しながら来院し，炎症のある石灰沈着部には圧痛が認められます。X線で石灰沈着を認めたとしても超音波でドップラーが陰性であれば現在の痛みの発痛源ではないことも多く，鑑別には超音波検査を行うとよいです。

痛み部位や所見ごとの鑑別ポイント

肩の診察では肩はもちろん，首・腰の可動域制限の有無と可動時に痛みが再現されるか確認しましょう。痛みで肩をわずかに動かすのもつらければ，真の石灰性腱炎であることが多いです。

他動的関節可動域制限が強ければ肩関節拘縮や変形性肩関節症，軽度の制限であれば頸肩腕症候群による筋タイトネスが考えられます。肩峰を押さえて肩関節挙上・外転終末で痛ければインピンジメント症候群を，可動域制限は認めないものの肩挙上時や挙上位から下ろす動作の途中で痛みを訴える painful arc が認められれば腱板損傷を考えます。上腕二頭筋腱炎では結節間溝に圧痛を認め，超音波で上腕二頭筋長頭腱周囲にドップラーシグナルが認められます。三角筋・上腕二頭筋や背側の棘下筋が凝っているときには，肩前方の痛みを訴えることもあります（トリガーポイントの関連痛パターン）。肩の自動外転障害は腱板断裂だけでなく，僧帽筋や三角筋外側の凝りでも起こります。肩関節が腫脹しており，超音波で液体貯留がみられれば，肩峰下滑液包炎，関節リウマチ，化膿性肩関節炎などを考えます。鑑別には穿刺吸引を行いましょう。

石灰性腱炎の治療の流れ

　X線では関節変形の有無，石灰の有無をみますが，石灰があっても発痛源とは限りません。棘上筋腱の石灰沈着は見つけやすい一方で，肩甲下筋腱の石灰沈着は見逃しやすいです。超音波で石灰周囲にドップラーシグナルが認められれば石灰性腱炎の診断となり，ベタメタゾン（リンデロン®）1A＋リドカイン（キシロカイン®）1Aを超音波下で石灰周囲に少量注射します。注射後一時的に痛みが悪化することもあるため，ロキソプロフェン（ロキソニン®）も服用してもらいましょう。

参考文献
・Allen GM：J Ultrason, 18：234-239, 2018〔PMID：3045140〕　free 必読

もったいないコンサルト
**小指と環指に痺れを訴えていましたが，
肘部管にティネル徴候がないので，
ギヨン管症候群ですよね！**

整形外科

例えばこんなケース

▶ 30歳代男性。2カ月前から左小指と環指尺側の先端に痺れが出現し，他院受診でも改善せず来院。

▶ 触診で知覚異常なし。肘部管，ギヨン管にティネル徴候なし。母指・小指の対立運動や小指外転筋筋力低下なし。

尺骨神経を圧迫する部位はたくさんある

　尺骨神経の絞扼部位としてギヨン管，肘部管は有名ですが，それだけではありません。解剖学的に内側筋間中隔，三頭筋腱膜，オズボーン靱帯〔尺側手根屈筋（FCU）の上腕骨停止部と尺骨停止部の二頭の間にある膜構造〕，FCUと浅指屈筋間の腱膜でも圧迫されることがあります[1]。尺骨神経は近位からFCU，深指屈筋の尺側1/2，短掌筋，小指外転筋，短小指屈筋，小指対立筋，第3・4虫様筋，掌側・背側骨間筋，母指内転筋，短母指屈筋を支配するため，障害部位が上腕～肘部管であればFCU以遠の筋出力低下が起こります。

　尺骨神経が掌側手根靱帯をくぐると，尺骨神経浅枝は知覚枝として小指と環指尺側に分布し，運動枝として短掌筋に分布します。一方，尺骨神経深枝は小指外転筋以遠

の筋に分布します。この部位での絞扼が強ければ，短掌筋以遠の筋群に筋出力低下が起きます。プライマリケアでは尺骨神経領域の筋出力低下を伴うほどの麻痺は少なく，自覚的痺れ症状のみで他覚的な知覚異常を認めないことも多いです。

神経が張っている部位を探す

　末梢神経障害を疑った場合には，超音波下にその神経を遠位から近位まで触診します。通常の神経には"遊び"があり，触診でたわみます。しかし，どこかに絞扼があれば神経の遊びが少なくなり，張った糸のように神経を触れ，過敏性が増します。筆者の経験では，尺骨神経に接して伴走するFCUが硬くなると尺骨神経領域の痺れを訴える患者が多く，FCUの圧痛部位にハイドロリリース*を行うと尺骨神経領域の痺れが消失することも多いです。その理由としては，FCUによる尺骨神経の直接圧迫や，その深層に接して走行する尺骨神経に圧迫が加わるため，または，FCUが硬くなり短縮することでオズボーン靱帯の緊張が高くなり尺骨神経が絞扼されるためと考えられています。

＊ハイドロリリースとは：生食やビカネイト®（重炭酸リンゲル液）などの麻酔効果をもたない点滴溶液を神経周囲や筋膜・筋肉内，疎性結合組織などに注射をすることで痛みをとる注射手技。

文献
1)　Ferre-Martinez A, et al : Diagnostics（Basel），13 : 1332, 2023［PMID : 37046548］
・　Granger A, et al : Cureus, 9 : e1080, 2017［PMID : 28405530］
・　Range TL, et al : Anatomy, Shoulder and Upper Limb, Osborne Band. StatPearls［Internet］, Treasure Island（FL）: StatPearls Publishing, 2022［PMID : 30725684］

もったいないコンサルト／ **腰痛と強い下肢痛を訴えていますが，MRIで椎間板ヘルニアがなかったんですよ。何でしょうね？**

整形外科

例えばこんなケース

▶ 40歳男性。腰痛と右大腿後面痛を認め，他院でMRIを行い異常を認めず鎮痛薬とプレガバリン処方。右下肢痛が強いため来院した。

▶ 他院MRI画像では脊柱管内に異常なし。下腿外側〜母趾のL5領域に知覚異常を認め，徒手筋力テスト（MMT）では足関節背屈筋力4/5と低下していた。

脊柱管外まで注目しよう

　腰椎神経根障害を考えるときは，脊柱管内病変とともに，脊柱管外病変も考える必要があります（**表1**）。まず腰痛＋下肢痛で椎間板ヘルニアを疑ったら，運動・知覚・深部腱反射の異常の有無や，下肢伸展挙上テスト（SLRテスト）・大腿神経伸展テスト（FNSTテスト）・ブラガード徴候などで疼痛の誘発[1]をみて，神経根症状としての妥当性を検討しましょう。立位前屈テストで前屈が非常に硬い場合にもヘルニアが疑われます。神経根症状が疑われる場合にはMRIを行い，脊柱管内だけでなく，脊柱管外での外側型ヘルニアにも注目します。椎間孔の変性により椎間孔狭窄が起こり，神経根の圧迫要因となることもあります。

　外側型ヘルニアでは椎間孔部で神経根が圧迫されるため，脊柱管内のヘルニアよりも上位の神経根が圧迫を受けます。下肢痛が強く，歩行困難な例もみられます。診断はMRIでも難しいことがありますが，MRI冠状断撮影が有用との報告があります[2]。

表1　椎間板ヘルニアと障害部位

障害神経根	L4	L5	S1
脊柱管内ヘルニア高位	L3/4	L4/5	L5/S1
外側型ヘルニア高位	L4/5	L5/S1	
知覚	大腿遠位部外側〜下腿近位部内側	大腿後外側〜下腿外側〜足背内側〜母趾	足背外側〜5趾，足底
支配筋	大腿四頭筋	中殿筋，前脛骨筋，長趾伸筋，長母趾屈筋，長・短腓骨筋	長母趾伸筋，長母趾屈筋，長・短腓骨筋，腓腹筋
筋力低下	膝伸展	足関節背屈	足関節底屈
反射亢進	膝蓋腱反射		アキレス腱反射

引用文献
1）　日本整形外科学会，他・監：腰椎椎間板ヘルニア診療ガイドライン2021（改訂第3版）．南江堂，2021
2）　工藤陽平，他：Spinal Surgery，25：170-176，2011

Neurosurgery

慢性硬膜下血腫があるので，
手術お願いします！

脳神経外科

例えばこんなケース

▶ 69歳男性。時折生じる頭痛が気になり内科を受診。頭部CTにて厚さ4mmほどの慢性硬膜下血腫を指摘された。神経症状の有無は伝えられなかったが，脳神経外科医が診察したところ，明らかな神経学的異常所見を認めなかった。

内科的治療で十分なケースも多い

慢性硬膜下血腫は脳神経外科でよく治療される疾患です。発生頻度は10万人あたり20.6人，特に65歳以上の高齢者では80.1人と報告され[1]，近年80歳以上や女性患者が増加しています[2]。わが国では手術治療が中心ですが，すべての慢性硬膜下血腫患者が手術治療を受けるわけではありません。自然に吸収されることもあることから，血腫圧迫による症状がなければトラネキサム酸[3]や五苓散[4]などの内服を併用した保存的治療を行うこともしばしばあります。

一方，手術治療の良い適応となるのは，CTにて血腫による圧迫が強く正中偏位が出現し，脳溝描出不良で，神経症状を呈している場合です。手術治療は局所麻酔による穿頭血腫ドレナージ術が中心であり[5]，症例に合わせて血腫洗浄や塞栓術の併用[6]なども行われています。入院期間はおおむね3〜7日ほどで比較的軽度の手術ではありますが，手術を必要としない患者さんにとっては無用な心配のもととなってしまいます。

神経症状の有無が手術適応の分かれ道

本症例では症状の有無などはきちんと調べられていませんでした。前述のように，CT所見の確認とともに一致する神経症状があるかどうかを確認したうえで相談していただけると助かります。この患者さんは紹介医に手術と聞かされてびっくりしながら当科を受診しましたが，画像上の圧迫もなく，神経症状もないことからそのまま経過観察としました。1カ月後のCTにて血腫は消失しており，非常に喜んでおられました。

引用文献
1) 刈部 博，他：脳神経外科，39：1149-1153，2013
2) Toi H, et al：J Neurosurg, 128：222-228, 2018［PMID：28156246］
3) Kageyama H, et al：J Neurosurg, 119：332-337, 2013［PMID：23641825］
4) Katayama K, et al：J Neurotrauma, 35：1537-1542, 2018［PMID：29444611］
5) Jablawi F, et al：World Neurosurg, 100：480-486, 2017［PMID：28109862］
6) Kim E：World Neurosurg, 101：520-527, 2017［PMID：28249828］

念のための CT で慢性硬膜下血腫が見つかったので，抗血栓薬は中止しました

脳神経外科

例えばこんなケース

▶ 74歳男性。狭心症に対して冠動脈拡張術施行後。アスピリン内服し通院中。冠動脈ステント留置術前のスクリーニングで施行したCTにて厚さ5mmほどの慢性硬膜下血腫を指摘された。

▶ 本人は明らかな神経学的異常所見なく，全身症状も認めなかった。

脳神経外科 12

抗血栓療法が硬膜下血腫に影響している可能性もあるが……

　前項のとおり，慢性硬膜下血腫は脳神経外科でよく治療される疾患です。近年，発生頻度は増加傾向にあるとされ，特に65歳以上の高齢者では著しいとの報告[1]もあります。その理由として，人口高齢化のほか，抗血栓療法（抗血小板療法，抗凝固療法）を受ける患者自体が増加していることも発生増加に影響しているとの指摘[2,3]があります。このため，慢性硬膜下血腫の進行抑制を目的とした抗血栓療法の中止は理にかなっているといえるでしょう。

　ただし，抗血栓療法中の患者であっても，頭部外傷直後に頭部CT上の出血がない場合には遅発性頭蓋内出血の頻度は0〜1.4%と低く，慢性硬膜下血腫の発生率に関与しないともされ[4]，一定した見解はありません。

できれば休薬は一度専門医に相談してから

　現時点で，抗血栓療法中止による慢性硬膜下血腫の増大抑制や吸収促進効果は明らかではありません。また，休薬中の脳および心血管虚血イベント発生も報告されています。このため中止には原疾患の状態と休薬のリスクをよく考えて，休薬する前に脳神経外科の医師に相談してもらうほうが安心でしょう。休薬の有無にかかわらず，慎重な症状観察と必要に応じたCT観察が必要になります。

引用文献
1) 刈部　博，他：Neurological Surgery 脳神経外科，39：1149-1153，2011
2) Gaist D, et al：JAMA, 317：836-846, 2017 ［PMID：28245322］
3) 對馬州一，他：Jpn J Neurosurg，22：625-630，2013
4) 末廣栄一，他：Jpn J Neurosurg，28：614-620，2019

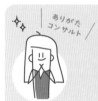

ありがた
コンサルト

くも膜下出血の出血源精査には
造影CTがいいですか？

脳神経外科

例えばこんなケース

▶ 52歳女性。突然の頭痛，嘔吐で発症。会話が成立しないなど意識障害もあり救急要請。緊急CTにてくも膜下出血を認めた。

▶ 診察時意識はGCS E3V3M6，明らかな四肢麻痺なく簡単な従命が入る状態であり，くも膜下出血はびまん性だった（Hunt and Kosnik分類grade III，Fisher分類group 3）。

▶ 担当医は降圧薬投与のうえ，出血源検出のためにCTAの実施を脳神経外科医に相談した。

スピーディな再出血予防処置と出血源検出がすばらしい

　脳動脈瘤破裂による「くも膜下出血」は診断の遅れが転帰悪化につながるため，迅速で的確な診断と専門医による治療が必要とされています。初期治療で重要なのは脳動脈瘤からの再出血予防と全身状態改善，頭蓋内圧管理です[1]。再出血は発症後24時間，特に6時間以内が多いとされており[2]，鎮静や収縮期血圧160mmHg未満の降圧を考慮します。また重症度分類（Hunt and Hess分類，Hunt and Kosnik分類，WFNS分類など）でgrade I〜IIIの重症ではない症例では，発症72時間以内の早期に再出血予防処置として開頭外科手術（クリッピング術）や血管内治療を行うことが推奨されています[1]。

　このため，出血源である脳動脈瘤の迅速な検出は，治療方法の決定と施行には欠かせません。検出にはカテーテルによる脳血管撮影またはCT angiography（CTA）で行われますが，検出能に遜色がないことと非侵襲的かつ短時間で施行できることから，CTAのほうが診断には頻用されます。

　早期に対応してもらえたため，脳神経外科医が到着したときには検査が終了しており，出血源を迅速に診断することができました。病院到着から3時間後にクリッピング術により動脈瘤を閉鎖し，発症4週間後に自宅退院しております（modified Rankin Scale 0）。治療方法の検討・選択と外科的治療を円滑に施行でき，非常にありがたかった症例でした（図1〜2）。

ここまでしてもらえるとありがたい「検査」

　くも膜下出血の診断は一般的にCTでなされます。その感度は0.987，特異度は0.999と非常に高いですが，CTのみでの診断が困難な症例が約1％存在しています[3]。突発

する頭痛など，発症が疑われるときには，腰椎穿刺やMRI FLAIR画像での精査を考慮しましょう。また，血管内治療の可否を判断するため，CTAで頭蓋内とともに胸腹部（大動脈〜大腿動脈）も撮像してもらえるとありがたいです。

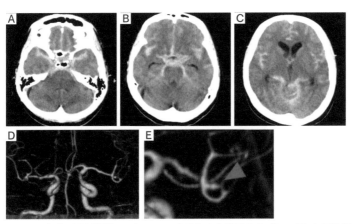

図1　発症時の頭部単純CTとCTA。広範なくも膜下出血（A〜C）と不整形の左中大脳動脈瘤（D，E赤矢頭）を認める。

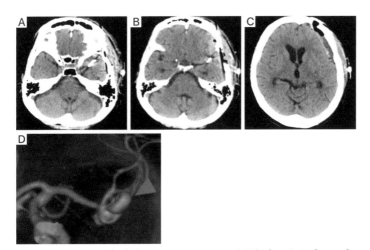

図2　術後28日の頭部単純CTとCTA。明らかな脳梗塞はなく（A〜C），CTAで動脈瘤消失（D赤矢頭）を確認した。

引用文献
1）　日本脳卒中学会・編：IV くも膜下出血．脳卒中治療ガイドライン2021〔改訂2023〕，協和企画，pp149-173，2023
2）　Tang C, et al：PLoS One, 9：e99536, 2014〔PMID：24911172〕
3）　Dubosh NM, et al：Stroke, 47：750-755, 2016〔PMID：26797666〕

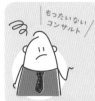

もったいない
コンサルト

動脈瘤（2mm）があったので，ご加療お願いします

脳神経外科

例えばこんなケース

▶ 61歳女性。頭痛精査で施行した頭部MRIおよびMRA検査にて，左中大脳動脈に直径2mmの動脈瘤を指摘された。

▶ 本人は明らかな神経学的異常所見なく，全身症状も認めなかったが，非常に恐れていた。

治療適応の検討は「5mm以上」

　未破裂脳動脈瘤は破裂さえしなければ，大きな問題を起こすことは多くはありません。しかし当然，破裂するとくも膜下出血を生じます。くも膜下出血は致死率と機能予後不良の割合が高い病態であり，その85％は脳動脈瘤破裂が原因とされています[1]。このため，脳動脈瘤は扱いが非常に悩ましい病気です。一方で，その破裂率は高くなく，全体の年間破裂率は約1％です[2), 3)]。動脈瘤の部位，大きさ，形状により破裂率は変わります[3)-5)]（**表1**）。

　未破裂脳動脈瘤に対する根治術は外科的治療となりますが，脳動脈瘤の増大・破裂リスク，患者背景，手術合併症などを勘案して適応や治療方法（開頭外科手術，血管内治療）を検討します。臨床的に治療が検討されるのは，年間破裂率が1％を超える大きさが5mm以上の未破裂脳動脈瘤です。ガイドライン[2)]でも大きさ5～7mm以上の未破裂動脈瘤や，小さくても①症候性，②特定部位に存在（前交通動脈，内頸動脈ー後交通動脈分岐部），③不整形などを呈する場合には，治療を検討することが推奨されています。それ以外の小さな脳動脈瘤では半年～1年ごとの画像検査による経過観察が一般的です。

　本症例の大きさでは破裂率および手技的な点から経過観察が妥当でしょう。しかし，紹介医から「治療」「手術」が必要と言われてきたため，患者の心的ストレスは非常に大きい状態でした。CTAによる追加精査にて2mmの左中大脳動脈瘤を確定しましたが，前述の内容を説明して安心していただき，1年ごとのMR検査にて経過観察をすることとなりました。

3mm未満の動脈瘤は偽陽性・偽陰性になることも

　脳動脈瘤の患者は非常に緊張して外来においでになります。手術治療を受けるよう

に言われて来る方も時折みかけます。特に3mm未満の微小瘤は破裂率が低いだけでなく，画質精度の向上が近年著しいMRI/MRAであっても血管蛇行の強い領域と同様に偽陽性・偽陰性所見を呈する可能性，すなわち実際には存在しない可能性があります。過度の緊張は大きな心的ストレスを強いることになるため，治療などには触れずに速やかに脳神経外科などの専門科にご紹介ください。造影剤を用いた脳血管撮影やCT angiographyによる精査で確定診断し，動脈瘤破裂リスクスコア（UCASスコア[6]やPHASESスコア[7]など）で評価して方針を決めていくことになります。

　以前は破裂率がもっと高いと考えられていたこともあり，脳動脈瘤はすぐに手術治療という印象をもたれる先生方も多いかもしれません。しかし，治療適応となる大きさ5mm以上の方でも画像による経過観察のほうが多いのが実情です。

表1　脳動脈瘤の大きさと年間破裂率

動脈瘤の位置	年間破裂率（95% CI）				
	3〜4mm	5〜6mm	7〜9mm	10〜24mm	25mm以上
中大脳動脈	0.23% (0.09〜0.54)	0.31% (0.10〜0.96)	1.56% (0.74〜3.26)	4.11% (2.22〜7.66)	16.87% (2.38〜119.77)
前交通動脈	0.90% (0.45〜1.80)	0.75% (0.28〜2.02)	1.97% (0.82〜4.76)	5.24% (197〜13.95)	39.77% (9.95〜159.00)
内頸動脈	0.14% (0.04〜0.57)	0%	1.19% (0.30〜4.77)	1.07% (0.27〜4.28)	10.61% (1.49〜75.3)
内頸動脈後連絡動脈	0.41% (0.15〜1.10)	1.00% (0.37〜2.66)	3.19% (1.66〜6.12)	6.12% (1.66〜6.13)	126.97% (40.95〜393.68)
脳底動脈先端および脳底－上小脳動脈	0.23% (0.03〜1.61)	0.46% (0.06〜3.27)	0.97% (0.24〜3.89)	6.94% (3.74〜12.90)	117.82% (16.60〜836.43)
椎骨動脈－後下小脳動脈および椎骨脳底動脈接合部	0%	0%	0%	3.49% (0.87〜13.94)	0%
その他	0.78% (0.25〜2.43)	1.37% (0.34〜5.50)	0%	2.81% (0.40〜19.99)	0%
合計	0.36% (0.23〜0.54)	0.50% (0.29〜0.84)	1.69% (1.13〜5.93)	4.37% (3.22〜5.93)	33.40% (16.60〜66.79)

〔Moria A, et al：N Engl J Med, 366：2474-2482, 2012より〕

12

脳神経外科

引用文献
1）　van Gijn J, et al：Brain, 124（Pt 2）：249-278, 2001〔PMID：11157554〕
2）　日本脳卒中学会・編：V 無症候性脳血管障害　5 未破裂脳動脈瘤. 脳卒中治療ガイドライン2021〔改訂2023〕，協和企画，pp193-199，2023
3）　International Study of Unruptured Intracranial Aneurysms Investigators：N Engl J Med, 339：1725-1733, 1998〔PMID：9867550〕
4）　Morita A, et al; UCAS Japan Investigators：N Engl J Med, 366：2474-2482, 2012〔PMID：22738097〕
5）　Wiebers DO, et al：Lancet, 362：103-110, 2003〔PMID：12867109〕
6）　Tominari S, et al：Ann Neurol, 77：1050-1059, 2015〔PMID：25753954〕
7）　Backes D, et al：Stroke, 46：1221-1226, 2015〔PMID：25757900〕

ありがた
コンサルト

妊娠12週の妊婦に脳動脈瘤がありました。
妊娠継続の可否と注意点を教えてください！

脳神経外科

例えばこんなケース

▶ 38歳女性。もともと左内頸動脈瘤（5mm）を指摘されており，定期的なMR検査で観察
されていた。妊娠時に脳動脈瘤の存在を産婦人科医に申告。脳神経外科に紹介受診した。

▶ 本人は明らかな神経学的異常所見なく，全身症状も認めなかった。

基本的に大丈夫だが，妊娠高血圧症候群には要注意

　脳動脈瘤をもつ妊婦の管理は時折相談を受けることがあります。論文やガイドライン[1]でも示されていますが，器質的脳血管障害，すなわち未破裂の脳動脈瘤や脳動静脈奇形の合併は，妊娠の禁忌とはなりません。妊娠中の出血性脳卒中の19.8％は動脈瘤，17.1％は脳動静脈奇形が原因[1]ですが，脳動脈瘤破裂と妊娠との関連ははっきりせず，分娩で破裂の危険が高まるわけではないようです[2]。

　ただし，脳動脈瘤破裂は妊娠中期〜後期が多い[3]とされますので，この時期の高血圧には十分な注意が必要です。脳卒中の危険因子である妊娠高血圧症候群[1]と関係しているのかもしれません。

　早期に相談してもらえたことで，妊娠・分娩には問題がないこと，また妊娠高血圧症候群の管理を特に注意して行うことで，患者の心身の安定と予防が確実にできました。妊娠に関連した脳卒中では母体の治療を優先して行いますが，当方でもあらかじめ準備ができたため，非常にありがたかったです。幸い本症例では破裂はなく無事に自然分娩をなさいました。

引用文献

1) 日本脳卒中学会，他・編：VI その他の脳血管障害　5 妊娠・分娩に伴う脳血管障害．脳卒中治療ガイドライン2021〔改訂2023〕，協和企画，pp223-227，2023
2) Acciarresi M, et al : Curr Opin Neurol, 32 : 363-342, 2019〔PMID : 30516646〕
3) Ueda T, et al : J Neuroendovasc Ther, 14 : 30-35, 2020〔PMID : 37502384〕

急に動眼神経麻痺が出現しました！
脳動脈瘤の切迫破裂でしょうか？

脳神経外科

例えばこんなケース

▶ 63歳男性。糖尿病を指摘されており他院にて加療中。前日から左眼瞼が開かなくなり，眼科を受診。眼科医は左眼瞼下垂から脳動脈瘤の切迫破裂を疑い，緊急精査を脳神経外科医に依頼。車椅子の使用などを指示したが，患者は歩いて外来にやってきた。

▶ 診察時本人は意識清明，左眼瞼下垂を認めるが，瞳孔正常（2mm）で眼痛や眼球運動障害，複視，また髄膜刺激症状は認めなかった。

迅速な対応はすばらしかったが……

　動眼神経麻痺の原因は，神経核・神経根病変，糖尿病などによる微小血管障害，脳動脈瘤，脳ヘルニア（鉤ヘルニア），髄膜炎，海綿静脈洞病変，重症筋無力症など多岐にわたります[1]。特に突発する単独の動眼神経麻痺は微小血管障害，鉤ヘルニア（外傷，腫瘍），脳動脈瘤が比較的多いとされています[1]。Fangらの報告[2]では脳動脈瘤は6％ほどですが，その多くを破裂率が高い内頸動脈－後交通動脈分岐部動脈瘤が占めます。

　脳動脈瘤圧迫による動眼神経麻痺は急激な動脈瘤の増大に起因することが多く，切迫破裂の状態で緊急手術が必要であるとされます。まず除外が必要であるため，迅速な連絡は非常にありがたかったです。しかし，切迫破裂が疑われる患者を1人で歩かせて外来に移動させるのは非常に危険であり，配慮が必要でした。

対応は破裂例に準じ，刺激はできるだけ少なく

　突発する動眼神経麻痺の原因が脳動脈瘤であった場合，前述したように切迫破裂の状態であると考え，緊急外科的治療の適応となります[2, 3]。そのような患者の対応は破裂例と同様に考え，出血予防の観点から刺激をできる限り少なくすべきです。動脈瘤の有無を確認するまでは，医療従事者が付き添ってストレッチャーや車椅子などで移動するようにしてください。本症例では当科に来てからはストレッチャーで移動し，頭部MRIおよびMRAを緊急で施行しました。幸い，くも膜下出血や脳動脈瘤はなく，糖尿病に伴う症状の可能性が高いと考え内科に依頼しました。

散瞳を示さない動眼神経麻痺「pupil-sparing」

　本症例では眼瞼下垂のみの症状でしたが，脳動脈瘤による圧迫では先に散瞳が生じ，次いで外眼筋麻痺（内転障害など）が出現し，最後に眼瞼下垂を呈することが一般的です[2]。これは，瞳孔を調節する副交感神経線維が動眼神経の正中側の表層（正確には中枢側から末梢側に移行するにつれて内側上方から内側下方）を走行するため，最初に動脈瘤に圧迫されて障害されるからと考えられています[2)-4]。外眼筋に関する線維は動眼神経の内側（中心側）を走行し，神経圧迫の場合には散瞳に遅れて症状を呈することが多いです。

　本症例のような，散瞳を呈さない動眼神経麻痺をpupil-sparingとよびます[3]。神経表層は毛細血管が豊富で循環障害に強いため，pupil-sparingは微小循環障害による動眼神経麻痺に特徴的とされていますが，絶対ではありません。眼瞼下垂のみで発症する動眼神経麻痺に接した場合には，他の可能性を考えつつ動脈瘤の否定を行いましょう。

引用文献
1)　天野隆弘, 他：眼球運動障害. 臨床のための神経機能解剖学, pp8-9, pp16-17, 中外医学社, 1992
2)　Fang C, et al：JAMA Ophthalmol, 135：23-28, 2017［PMID：27893002］
3)　Asakura K, et al：Neurological Surgery, 14：777-782, 1986［PMID：3748286］
4)　Honda T, et al：Surg Cereb Stroke（Jpn）, 43：45-48, 2015

ありがたコンサルト

被殻出血30mL程度ですが, 意識障害が進行中です。手術適応ですか?

脳神経外科

例えばこんなケース

▶ 無職の57歳男性。高血圧症，脂質異常症を指摘されていたが医療機関を受診せず，コロナ禍で失職し自宅に引きこもって酒量が増えていた。同居している母親が昼になっても起きてこないことを不審に思い訪室。意識障害，右片麻痺あり，救急要請・搬送された。

▶ 来院時意識はGCS E3V4M6, JCS II-10, 右不全片麻痺を呈していた。頭部CTにて左被殻出血30mLを認め，同時に施行したCT angiographyでは明らかな異常を認めなかった。検査中に意識障害が進行し（GCS E1V1M4, JCS III-100），脳神経外科に依頼となった。

「意識障害進行中」は要注意

　脳出血は高血圧症や器質的病変により脳実質内に出血し，脳損傷を来す疾患です。治療としては，血圧や脳浮腫を管理して2次的損傷を予防しつつ吸収を待つ内科的治療と，開頭や内視鏡などによる血腫除去などの外科的治療があります。管理や薬剤の進歩もあり，正常脳を破壊して血腫腔に至り除去する手術治療（血腫除去術）の果たす役割は限定的になってきています。臨床的には，①超急性期での脳ヘルニアを伴う大血腫や意識障害進行例に対する救命目的の血腫除去，あるいは②積極的リハビリテーション施行など機能予後改善を目的とした急性期～亜急性期での血腫除去，のどちらかの目的で患者の状態を勘案して行われます。実際，脳卒中治療ガイドライン[1]で血腫除去術の適応となるのは，次の3つです。

血腫除去術の適応[1]

①神経症状が中等症，血腫量31mL以上で圧迫所見が強い被殻出血

②脳表からの深さ1cm以内の皮質下出血

③直径3cm以上で神経症状や脳幹部圧迫が進行している小脳出血

　逆に，血腫量10mL未満や軽微な神経症状症例，また深昏睡（JCS III-300）では血腫除去術は推奨されていません[1]。

　本症例では血腫量はそれほど多くはないものの，神経症状進行があったことから，非常に的確に外科的手術を考慮・相談いただきました。すでに同時に出血源精査も施行されていて，高血圧性脳出血と診断がついたこともあり，非常に円滑に手術治療に移行できありがたかったです。同日開頭血腫除去術を施行し，術後1カ月でGCS E4V3M6に改善しました。

手術の目的を伝えてくれると判断しやすい

　侵襲的治療である手術はその目的が明確でなければなりません。脳実質損傷を伴う脳内血腫除去術では特に検討する必要があると考えます。しばしば小さな脳出血に対しても治療適応はあるかという手術依頼を受けますが，前述したいずれかを目的としての治療適応の判断なのかを考えながらご依頼いただくと，脳神経外科医も理解しやすいと思います。

　中等症以上の神経症状やご家族の希望で救命目的の手術とはならなかった大きな血腫でも，亜急性期に機能予後改善を目的とした低侵襲な内視鏡下血腫除去などの適応となる例もありますので，ご考慮ください。

引用文献
1）日本脳卒中学会，他・編：III 脳出血．脳卒中治療ガイドライン2021〔改訂2023〕，協和企画，pp115-148，2023

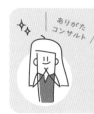

転倒後，念のため撮ったCTで 外傷性くも膜下出血がありました！

脳神経外科

例えばこんなケース

▶ 高血圧症の既往のある101歳女性。自宅で転倒し右後頭・頭頂部を打撲しER受診。受傷後3時間ほど経過し，意識消失発作を含めた明らかな異常所見を認めなかったが，高齢であることから念のため頭部CTを撮影。右シルビウス裂や左頭頂部に外傷性くも膜下出血を認めた。

▶ 主治医は脳神経外科医に経過観察目的での入院の必要性のほか，3時間後と明朝のCT再検で出血が広がらなければ退院としてよいか相談した。

軽症の頭部外傷でもCTを撮るべき危険因子

軽症・中等症の頭部外傷は，救急外来などでよく接しますが，画像検査や帰宅の判断は悩むところでしょう。頭部外傷治療・管理のガイドライン[1]では，意識清明かつ意識消失・外傷性健忘・危険因子がない場合や，CTに異常所見がなく凝固異常・多発外傷がない場合には帰宅させてもよいとしています。一方，意識障害がなくても危険因子がある場合，また高齢者では軽症であったとしても積極的な頭部CT精査が勧められています[2]。

軽度頭部外傷で頭蓋内病変を合併する危険因子[3]	
・受傷歴が不明	・局所神経症状
・外傷後（前向性）健忘の持続	・けいれん
・30分以上の逆行性健忘	・2歳未満
・頭蓋骨（陥没または頭蓋底）骨折の臨床徴候を含む肋骨より上の外傷	・60歳以上
	・凝固障害
・激しい頭痛	・高エネルギー事故
・嘔吐	・アルコールまたは薬物中毒

経過観察は翌日まででOK

本症例では明らかな神経学的異常所見を認めませんでしたが，高齢であることからCT精査を決定し入院となりました。観察入院の目的は急性硬膜外血腫や急性硬膜下血

腫の病変を早期に発見することにあります。通常，急性硬膜外血腫の増大は6時間で終了するとされており，翌日までの経過観察と頭部CT観察は妥当かつ正しいと思われます。当日は大きな変化なく救急科で管理され，翌日の頭部CTで血腫は吸収傾向にあり，退院となりました。正しい判断と管理がなされ，また私たちの負担を軽減していただき，非常にありがたかったです。

　2024年4月より始まった"働き方改革"により，当該専門科によるすぐの直接診療が病院によっては困難になることも考えられます。今後このような相談や当直医による管理が増えてくるのかもしれません。

意識障害の進行はレッドフラッグサイン

　軽症・中等症の頭部外傷であっても急変する可能性はあるため，意識障害の進行を認めた場合には躊躇なく頭部CT再検，また必要に応じて脳神経外科などに連絡し相談をお願いします。小児への対応も同様に考えてよいですが，少しでも気になるような点や家族の希望があれば頭部CTで確認をしましょう。ただし，3歳以下でのCT検査は極力少なくする必要があります。

激しいスポーツでは異なる対応が必要になることも

　またスポーツでの外傷は脳震盪や慢性外傷性脳症を引き起こすこともあり[4]，判断が難しいことがあります。厳しい対応をとる競技・団体（フルコンタクトスポーツであるアメリカンフットボールやボクシングでは，わずかな頭蓋内出血でも現役引退となります）や，復帰プログラムが策定されている場合もあります。こうした場合には，専門科受診や競技団体への連絡をするように指導しましょう。なお，日本臨床スポーツ医学会より，スポーツ頭部外傷に関する提言が出されており参考になります[5]。興味のある方は一読されることをお勧めします。

「頭部外傷10か条の提言 第2版」
の本文はこちら

引用文献
1）　頭部外傷治療・管理のガイドライン作成委員会・編：9 軽症・中等症頭部外傷への対処．頭部外傷治療・管理のガイドライン 第4版，医学書院，pp181-192，2019
2）　頭部外傷治療・管理のガイドライン作成委員会・編：8 高齢者頭部外傷．頭部外傷治療・管理のガイドライン 第4版，医学書院，pp173-180，2019
3）　Vos PE, et al：Eur J Neurol, 9：207-219, 2002［PMID：11985628］
4）　頭部外傷治療・管理のガイドライン作成委員会・編：10 スポーツ頭部外傷．頭部外傷治療・管理のガイドライン 第4版，医学書院，pp193-197，2019
5）　日本臨床スポーツ医学会，他・編：頭部外傷10か条の提言 第2版，2015

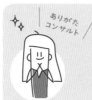

ありがた
コンサルト

脳転移が見つかりました。原発巣は分子標的
薬による治療効果が期待できますが, 治療はど
うしますか？

 例えばこんなケース

▶ 54歳女性。健診で両肺異常陰影を指摘され紹介受診。精査にて原発性肺がんと診断された。全身スクリーニングで多発性頭蓋内病変あり脳神経外科に依頼となった。

▶ 当科初診時, 右上四半盲を認めたが, 明らかな意識障害, 四肢麻痺はなし。

▶ 造影頭部MRIにて左側頭葉の直径4cm病変をはじめとして, 両側大脳半球に多発造影腫瘤を認めた。

脳転移は多発していても比較的対処しやすい

　血液脳関門（BBB）を通過する分子標的薬により, 以前より転移性脳腫瘍の患者数は減少している印象ですが, まだまだ接する機会の多い疾患です。てんかん発作や片麻痺など巣症状で発症し, 頭蓋内病変が先に見つかる場合もあります。転移性脳腫瘍は多くが上皮性であり, 脳実質とは異なる組織型です。脳表に存在することが多く, 多発はするものの浸潤性ではありません。飛来するミサイルに対処するようなものであり, 少ない脳実質損傷で治療が可能となってきています。

　一般的に直径3cm以下の転移性脳腫瘍は放射線治療に対する感受性が高いものも多いことから, 直径3cmより大きい病変や周囲浮腫が強いものは摘出術, 3cm以下の病変や多発性病変には放射線治療が選択されることが多いです[1]。後者は全脳照射が中心ですが, 少数個では定位放射線治療（ガンマナイフやサイバーナイフなど）を組み合わせることも多く, 患者の負担も軽減できます[1]。全身治療による腫瘍制御がなされれば, 非常に高い治療効果が得られます。

　本症例では放射線感受性が高い肺がんであること, また腫瘍制御の可能性が高いことがあらかじめ情報として伝えられていたこと, また早期に依頼があったことが非常にありがたい点でした。本症例（図1）では, 浮腫が強く直径4cmの左側頭葉病変を開頭外科手術にて摘出後, 全脳照射を施行。術後5カ月（照射後4カ月）で転移性脳腫瘍はほぼ消失（図2）。神経症状もなく, 分子標的薬治療を受けています。

stage 4でもまずはご相談を！

　前述のように, 原発巣のコントロールがついていれば, 頭蓋内病変は治療効果も比

較的高く，患者の症状軽快やADL向上に役立つと思います。近年では緩和医療の一つとして，ADL向上を目的にサルベージ治療として定位放射線治療がなされることもあります。Stage 4となる頭蓋内転移が見つかっても諦めず，ご相談ください。ただし，全身での生命予後の期間が短いと予想される場合には，治療効果が十分に得られないこともある点は念頭に置いていただきたいです。

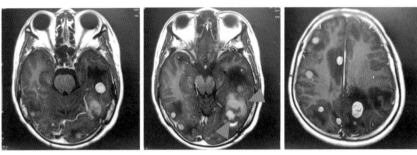

図1　発症時。4cm大（赤矢頭）を含め多発病変を認める。

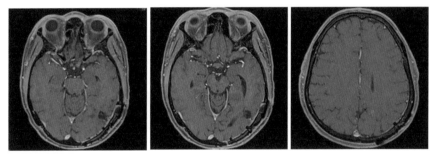

図2　術後5カ月。腫瘤性病変はほぼ消失した。

（引用文献）
1）　日本脳腫瘍学会・編：成人転移性脳腫瘍．脳腫瘍診療ガイドライン2019年版，金原出版，pp59-106，2019

12
脳神経外科

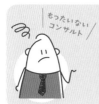

もったいない
コンサルト

脳梗塞らしいんですけど，rt-PA お願いします！

脳神経外科

例えばこんなケース

▶ 74歳女性。心房細動に対するアブレーション治療後，抗血栓療法（DOAC）中。お昼頃違和感を自覚。16時前に訪問した娘が意識障害，構語障害，右不全片麻痺の状態を発見。様子をみていたが軽快せず，20時すぎに救急要請。

▶ 搬送中に症状悪化。初診時，意識レベルGCS E2V1M5，左共同偏視，全失語，右片麻痺（MMT 0/5），NIHSS 18/42。頭部CTにて明らかな出血なく，脳梗塞を疑い21時半頃コンサルテーションがあった。

「発症から4.5時間以内」に処置したかった

「脳梗塞」は脳卒中のなかでも20年弱で治療が大きく変わってきた疾患です。超急性期から急性期の迅速な診断と血管内治療による血流再開（血行再建）にて，劇的に症状が改善しうる症例も多く存在します[1]。発症からの時間が早いほど効果の高い治療法が選択可能ですが，強力な血栓線溶効果により血流再開が期待できる遺伝子組換え組織型プラスミノーゲン・アクチベータ（rt-PA）は，発症4.5時間以内[2]に投与する必要があります（以降は死亡例が増加）[3]。しかし，本症例は発症から来院までに4時間以上，診断時点で5時間以上経過していたため，相談の時点ですでにrt-PA投与の適応はありませんでした。頭部CTによる迅速な「脳出血」除外と「脳梗塞」診断はよかったのですが，rt-PAの適応を知らなかったこと，また，次に検討すべき治療の知識がなく，追加検査に時間がかかったことも非常にもったいないことでした。

本症例ではCT perfusionや解析ソフトがなく，また詳細不明な人工股関節術後のためMRI検査もできず，虚血コアの確認・計測もできませんでした。しかし，単純CTで左内頸動脈遠位部にhyperdense sign（図1 A～B）を認めたことから塞栓部位を同定でき，皮髄境界不明瞭がないことから機械的血栓回収療法の適応ありと判断できました。その後は造影CTにて大腿動脈からのアクセスルートと左内頸動脈閉塞を確認して施行し，ステントリトリーバーと血栓吸引カテーテルを用いて1 PASSで血栓を回収し再開通を得ました（図1 E～H）。直後にGCS E4V4M6，右不全片麻痺MMT 4/5，NIHSS 4/42に症状が改善。抗血栓療法とリハビリテーションによって症状はほぼ消失し，第11病日に自宅退院しました。

こうしてほしかった

　rt-PAに限らず，ステントリトリーバーや血栓吸引カテーテルによる機械的血栓回収療法の進歩，また脳梗塞やペナンブラ領域を可視化する画像技術の発展などにより，急性期脳梗塞の治療は変わり，著しい症状改善を得ることが可能になってきました。特に，前方循環の脳梗塞〔内頸動脈・中大脳動脈近位部（M1部）〕では，発症から4.5時間以内のrt-PA投与と6時間以内の（可及的速やかな）カテーテルによる機械的血栓回収療法が推奨されます[1]。また海外からの報告[4), 5]から，症状や画像検査にて適応のある症例には発症後6～16時間（症例によっては24時間）以内の血栓回収が推奨され[1]，椎骨・脳底動脈の後方循環にも適応が広がりつつあります[1]。急性期治療はrt-PAで終わりではなく，その先の治療があることを知っていただきたいと思います。

　"Time is brain"ともいわれますが，発症から再開通までの時間が短いほど，改善する可能性は高くなります。治療適応の判断には症状の把握と迅速な画像検査が大切です。そのためには腎機能の確認，perfusion CTまたはMRIによるペナンブラ確認，造影CT（またはMRA）による脳血管と大血管精査（カテーテル誘導可能かの判断）が必要です。また，実際の治療では，準備も含めてrt-PAと血管内治療を同時に進めていく必要があります。検査指示・結果判断，面談・説明，rt-PA投与，記録，血管内治療の準備・施行など，多くの方々の力が必要ですが，少人数の脳神経チームで対応せざるをえない医療機関も少なくありません。時間を短縮し，適応のある症例を的確に治療するために，少しでも力をお貸しいただければありがたいです。

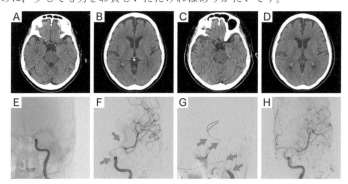

図1　A，B：発症時単純CT。左内頸動脈は高吸収（hyperdense sign）を呈した（A 赤矢頭）。C，D：術後単純CT。hyperdense signは消失し（C 赤矢頭），梗塞巣を認めない。E～H：機械的血栓回収術。内頸動脈遠位にて血流は途絶（E）。マイクロカテーテルを誘導して血栓位置を確認し（F 赤矢印），ステントリトリーバーを展開（G 赤線，赤矢印はマイクロカテーテル）。血栓を回収し再開通を得た（H）。

引用文献
1）　日本脳卒中学会 脳卒中ガイドライン委員会・編：II脳梗塞・TIA，脳卒中治療ガイドライン2021 改訂2023，協和企画，pp53-114，2023
2）　Hacke W, et al：N Engl J Med, 359：1317-1329, 2008 ［PMID：18815396］
3）　Lees KR, et al：Lancet, 375：1695-1703, 2010 ［PMID：20472172］
4）　Nogueira RG, et al：N Engl J Med, 378：11-21, 2018 ［PMID：29129157］
5）　Albers GW, et al：N Engl J Med, 378：708-718, 2018 ［PMID：29364767］

Urology

尿意切迫感と頻尿！
まさに過活動膀胱ですよね!?

泌尿器科

例えばこんなケース

▶ 74歳男性。高血圧，2型糖尿病で通院中。

▶ 内科診察の際に尿意切迫感，夜間頻尿の訴えがあったため，過活動膀胱として抗コリン薬であるイミダフェナシンを処方し帰宅させた。排尿困難，下腹部痛を主訴に夜間救急にて泌尿器科受診。尿閉の診断で尿道カテーテル留置となった。

男性の排尿障害で忘れてはならない疾患

　男性の排尿障害の場合，まずは前立腺肥大症を念頭に入れておかないと危険です。尿意切迫感など典型的な過活動膀胱が示唆される主訴の場合でも，男性の場合はまず前立腺肥大症の可能性を考慮しましょう。

　まずできることは残尿測定をすることです。残尿の正常値は50mL以下です（ただし，実際の臨床では50〜100mL程度の残尿はよくあります）。また残尿測定で超音波を恥骨上部に当てることで，前立腺の体積をおおよそ把握することもできます。可能であれば直腸診し前立腺も触知しましょう（場合によっては前立腺がんを見つける機会になることも多いです）。

薬剤選択の注意点

　前立腺肥大症を伴う過活動膀胱に抗コリン薬を投与すると，尿閉に至る可能性があるので注意してください。明らかな前立腺肥大症を認める場合は，α_1受容体遮断薬などを先行して処方するとよいです。また専門医にコンサルトできない環境の場合は，PSA値を測定し前立腺がんのチェックもしてください。

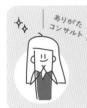

排尿時痛・顕微鏡的血尿があり，尿沈渣と
尿細胞診を採取したので精査お願いします！

泌尿器科

 例えばこんなケース

▶ 66歳女性。高血圧で通院中，昨日から排尿時痛と血尿を認めたため受診。尿沈渣で赤血球多数。

▶ 白血球5〜10であり，症状や尿沈渣から膀胱炎を疑い抗菌薬処方とした。1週後の再診では，血尿，排尿時痛ともに自覚症状は改善した。尿沈渣では赤血球10〜15および白血球0と膿尿は改善されたが，顕微鏡的血尿は残った。膀胱腫瘍をはじめとした尿路悪性腫瘍の可能性も示唆して尿細胞診提出後，泌尿器科受診を勧めた。

膀胱炎に見せかけて……

　膀胱炎では膿尿を認めるだけではなく，血尿を伴うことがしばしばあります。また水分摂取と抗菌薬投与により，ほとんどの自覚症状は数日で改善します。しかし，膀胱炎症状を主訴に発見される膀胱がんも多くあるので注意が必要です。自覚症状が改善しても，再び尿沈渣を行って膿尿とともに顕微鏡的血尿が改善しているか再確認することは重要です。場合によっては膀胱鏡や，超音波，CTによる腎腫瘍の精査も必要となることが多いので，ナイスコンサルト！

　なお，尿検査は尿定性だけでなく沈渣を提出するのが大切です。

13

泌尿器科

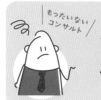

前立腺肥大症の既往があるので 尿道カテーテル留置をお願いします！

泌尿器科

例えばこんなケース

▶ 78歳男性。慢性心不全加療中で，心不全症状増悪にて緊急入院。

▶ 入院後，心不全治療を開始し，ベッド上安静と尿量測定のためバルーン留置の指示となった。既往に前立腺がん，前立腺肥大症を認めることからバルーン留置を泌尿器科にお願いした。

基本手技を押さえれば，安全に挿入できる

　前立腺がんや前立腺肥大症の既往があるからといって必ずしも尿道狭窄に至っているわけではありません。特に前立腺肥大症は比較的柔らかい腺腫が尿道に突出しているに過ぎず，カテーテル留置の基本手技を守っていれば挿入困難に至ることは少ないです。基本手技を習得して安全に行えば専門医でなくとも挿入できます。

　男性の尿道は外尿道口から膀胱までS状になっています。コツとしては，陰茎をとにかく天井方向に引っ張りS状の尿道を可能な限り直線にすることです。これにより，尿道内の無駄な抵抗を解除することができます。

挿入してみて通らなければコンサルト

　逆に，基本手技がしっかりできているにもかかわらず挿入が難しいときは，何らかの理由で尿道狭窄を来している可能性が高いので，無理をせず泌尿器科にコンサルトしてください。狭窄部を繰り返し突っついてしまうと尿道損傷（副尿道）を形成してしまうため，さらに挿入が難しくなってしまいます。

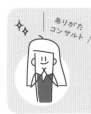

嘔気・嘔吐，腰痛で受診した高カルシウム血症患者です。前立腺がん骨転移でしょうか？

泌尿器科

 例えばこんなケース

▶ 68歳男性。嘔気・嘔吐，食欲不振を主訴に来院。血液検査の結果，高カルシウム血症の診断。

▶ 原因精査のため入院治療開始。問診によると2カ月前からの腰痛あり。副甲状腺機能亢進症およびがんの検索をすると，全身に広がるびまん性の骨転移の診断。年齢や性別などを考慮し前立腺がんを疑いPSAを測定したところ，PSA 2,400ng/mLと異常高値のため泌尿器科へコンサルトした。

13

泌尿器科

男性の骨転移といえば前立腺がん！

　悪性腫瘍のなかには高カルシウム血症を来すものがありますが，男性であれば前立腺がん骨転移を念頭に置いてください。男性のがん部位別罹患数では前立腺がんは94,721人と第1位で，全体の16.7%を占めます。高カルシウム血症など骨転移を有する男性の悪性腫瘍を診るときは，前立腺がんを忘れないようにしましょう。女性であれば乳がん骨転移も好発します。

　一度経験すると，問診の段階で排尿障害の有無や骨転移による疼痛なども聴取することができ，診断への近道になることが多いです。また泌尿器科では必須である直腸診を実施し，もし石様硬（stony hard）となった前立腺全体に触れることができれば，診断も容易に下せます。

若年男性の転移性肺腫瘍です。
2週間の原因検索で精巣腫瘍が判明しました！

泌尿器科

例えばこんなケース

▶ 24歳男性。1カ月前から咳が気になり始めたが放置していた。ここ最近歩行するのも息苦しくつらいため内科受診。

▶ 心臓や肺疾患を疑い精査を進めると，胸部X線で両肺野に多発する転移性肺腫瘍を認めた。CTで精査すると傍大動脈リンパ節腫大を認めたものの，原発巣の同定には至らなかった。

▶ 各種腫瘍マーカーを何度か精査するなかでLDHとhCG（ヒト絨毛性性腺刺激ホルモン）の上昇を認めたため，精巣腫瘍（セミノーマ）疑いで初診後2週間して泌尿器科へコンサルトとなった。

若年男性で肺転移があれば，必ず陰嚢を触診

　精巣腫瘍は20～30代男性で好発し，転移性肺腫瘍として発見されることが多いです。精巣腫大や精巣の硬結など精巣に症状が出ても放置され，肺転移して呼吸苦・咳など自覚症状が出てから受診するケースも散見されます。精巣腫瘍の好発年齢と転移の好発部位を知っていれば，多発性肺転移を認めた時点で精巣腫瘍を疑うことができ，問診や陰嚢の触診をすることで直ちに精巣腫瘍を見つけることができます。また傍大動脈リンパ節も転移の好発部位です。

　通常の内科診察では陰嚢を診ることはまれだとは思いますが，20～30代男性で多発性肺転移を認めたときは，精巣腫瘍の可能性を頭に入れておいてもらえるといいかもしれません。

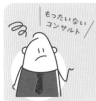

もったいない
コンサルト

浮腫と尿量減少があるので，
急性腎障害ですよね？

泌尿器科

例えばこんなケース

▶ 88歳女性。2型糖尿病，関節リウマチの既往あり。数日前から全身浮腫，尿量減少で来院。

▶ 急性心不全および急性腎障害の疑いで精査開始。血液検査にて高度な腎機能障害を認めた（心不全は否定された）ため，急性腎障害として加療を検討することとなった。

13

泌尿器科

乏尿をみたら下腹部を圧迫して痛みをチェック

　高齢女性の場合（特に糖尿病患者などは神経因性膀胱を合併）は自覚症状が少なく，体型的にも下腹部膨満が隠れてしまうため，尿閉による腎後性腎障害を見落としてしまうことがしばしばあります。腎障害には腎前性，腎性，腎後性と3つありますが，下部尿路閉塞による腎後性腎障害のみ泌尿器科領域になるため専門医でないと臨床経験が乏しいことが多いです。見落としを減らすため，乏尿をみたときは尿閉ではないかどうか，必ず確認すべきです。

　診療に慣れ，診断予測として心不全や腎障害を検討していると，腹部の触診などを省いてしまうことが多くなります。しかし仰臥位にして，どんな状況でも腹部を診察する癖をつけるようにしておくとよいでしょう。下腹部を圧迫すれば，尿閉であれば患者は痛がるため，さすがに気づくことができたでしょう。

　のちのCT精査で尿が充満し巨大に腫れた膀胱や両側水腎症を認めてから気づく前に，初回の診察で見抜きたいところです。

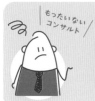

尿路感染症の入院治療中に
結石と水腎症が認められました……

例えばこんなケース

▶ 68歳男性。2日前から微熱があり本日39.4℃の発熱で来院。

▶ 症状および精査の結果，肺炎などの他の感染症は否定され膿尿を認めることから，尿路感染症，急性腎盂腎炎として入院加療となった。

▶ ガイドラインどおりの抗菌薬使用をするも発熱や炎症反応の改善を認めず，他の原因精査のためCTを実施。右尿管結石およびそれに伴う右水腎症を認めたため泌尿器科コンサルト。

まず，尿路閉塞はなかったか？

　発熱の原因として細菌感染を鑑別し尿路感染と判断した際，もし抗菌薬投与を開始したあとに重症である場合や48〜72時間経過後も改善を認めない場合は，今後ドレナージが必要になるような尿路閉塞を認めないかどうか，速やかにチェックをすべきです。CT検査でも多くのことはわかりますが，被曝などの問題もあるため，腎エコーや腎尿管膀胱単純X線（KUB）などを優先させるとよいでしょう。尿管結石や水腎症の有無はそれらで判断可能です。

尿路閉塞を伴っていれば早めのコンサルトを

　もし上記の検査により判断したら，その時点で泌尿器科へコンサルトしてください。尿管ステントの留置や腎瘻による尿路確保をまず行わないと，ひどい場合は敗血症に至るケースも少なくないので注意が必要です。

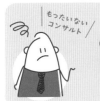

CTで別の臓器を見ていたので，腎腫瘍は見落としてました……

泌尿器科

例えばこんなケース

▶ 腹部単純CT検査を行った。
▶ 放射線科医は読影レポートに「腎臓に1cm程度の腫瘤性病変を認め腫瘍の可能性は否定できないため造影CTを勧めます」と記載したが，担当医は読んでいなかった。

13

泌尿器科

意外と見落とされる腎腫瘍（腎細胞がん）

　救急や外来で腹部CT検査（特に単純CT）を行った際，検査目的と関係ない腎臓に1〜2cm程度の腫瘤性病変（嚢胞と腫瘍の鑑別は不可能）を非専門医が見つけるのは現実的ではありません。また検査目的と直接関係がないため，見つけたとしても放置されがちです。しかし，その後放射線科医の読影で指摘されていたとしたら，話は変わります。近い将来，もし腫瘍が増大し腎細胞がんの診断を受けた場合，「このCT結果をなぜ放置したのですか？」とやり玉にあがり，下手をすれば裁判になる可能性も出てくるでしょう。

放射線科医の読影レポートは必ず目を通す

　自身の読影でまず判断してもかまわないですが，いかなる理由でも，CT検査など広範囲の臓器が撮影される場合は，のちに放射線専門医が読影した結果を必ずチェックし患者に伝えることが重要です。また腎細胞がんは4cm以下であれば腎部分切除の適応があり，腎機能を温存することができるため，可能な限りの早期発見がカギを握ります。読影で指摘を受けたら，直ちに泌尿器科にコンサルトしてください。

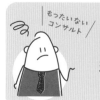

中年男性に抑うつ症状がみられたため，精神科受診を勧めました！

泌尿器科

例えばこんなケース

▶ 58歳男性。ここ最近疲れやすく，筋力低下や関節痛，全身倦怠感，異常発汗，ほてりなどを認めたため内科外来受診。

▶ 上記症状が起こりうる内科的疾患，特に血液疾患，代謝内分泌疾患の精査を行ったが特に異常がなく，またやる気がないなどの抑うつ症状もあるため，精神科・心療内科の受診も検討した。

意外と潜んでいる男性更年期障害

　このケースのように，40～60代は男性更年期障害（LOH症候群）の好発年齢であることを知っておくとよいでしょう。上記の症状以外にも耳鳴りや不眠など多岐にわたる症状を訴える方がいます。さらに問診を進めてみると，身体症状や精神症状だけでなく，勃起障害（ED），性欲低下などの性機能症状を訴えることがあります。男性更年期障害は，さまざまなストレスや環境の変化でテストステロン（男性ホルモン）が低下することによって起こる病態で，テストステロン補充療法やカウンセリングで改善することが多いです。内科的精査で何も見つからず，年齢が40～60代男性で上記のような症状がある場合は泌尿器科にコンサルトしましょう。または血中テストステロンを測定してみるといいでしょう。何より男性更年期障害という疾患があることを知っているだけで大きな違いです。

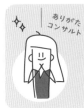

急性腹症患者のX線で
尿路結石が認められました！

泌尿器科

例えばこんなケース

▶ 36歳男性。本日昼食後右下腹部痛出現，同時に右側腹部痛と冷や汗も止まらず慌てて救急要請。

▶ 救急外来で急性腹症として診察開始。食直後であったため胆道系疾患，急性虫垂炎など消化器疾患を疑ったが検査で否定的であった。尿潜血2＋のため右尿管結石を疑い腹部X線（KUB）を再度チェックするとL3/4あたりに8mm大の結石と思われる陰影を認めたため，尿管結石として泌尿器科にコンサルトした。

13

泌尿器科

X線で尿管結石を見つけるのは至難の業

　急性腹症の症例ではまず消化器疾患を疑うのが通常ですが，その3％程度に尿管結石による発作が存在します。単純X線検査では尿管結石は腸管ガス像と重なっていることが多く見逃してしまうことが多いので，尿管結石を見つけるつもりで確認しないと診断することは難しいです（ここがありがたコンサルトのポイントです）。さらに，尿酸結石などX線陰性結石であった場合はより見つけづらいため，尿潜血陽性は診断のポイントとなることが多いです。

　今回，結石のサイズが8mm大とやや大きく自然排石しない可能性も高いため，今後体外衝撃波結石破砕術（ESWL）の適応となる可能性があります。泌尿器科へのコンサルトとしていただきありがたい症例でした。

Pediatrics

ありがた
コンサルト

バイタルサインに異常がある乳児です！

小児科

例えばこんなケース

▶ 1歳男児。数日前から感冒症状を認め，喘鳴がひどくなってきたため，夜間急病診療所を受診した。バイタルサインの評価で発熱は認めなかったが，脈の不整，呼吸数30回/分と増加していたため急性細気管支炎の診断で紹介されて受診した。

▶ 受診時の胸部単純X線で著明な心拡大と肺血管陰影の増強を認め，心電図では洞性頻脈と心室期外収縮の多発を認めた。

バイタルサインの異常は危険！

　乳幼児の急性心筋炎は，日常診療で出くわす頻度は高くないものの，致死的な経過をたどることもあるため緊急対応が必要です。特に乳児の場合，元気がない，喘鳴を伴うなどの急性細気管支炎に類似した症状をとることも多いため，夜間急病診療所など設備が十分でない所では診断が難しいです。この症例では診断自体は正しくありませんでしたが，担当医が喘鳴に加えて，呼吸数の増加と脈の不整など乳児のバイタルサインの異常に気付き，迅速に紹介してくださったことがありがたいです。

　乳児に喘鳴を来す疾患はたくさんあります。その診断が何であれ，バイタルサインをしっかりと確認し，不安定であった場合には速やかに小児救急を実施している医療機関に紹介してください。

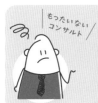

もったいない
コンサルト

朝起きられないらしいので
起立性調節障害ですか？

小児科

例えばこんなケース

▶ 13歳女児。中学校に入学してから，朝起きられず，学校に行けないということで近医を受診した。起立性調節障害の診断で小児科に紹介されてきた。

▶ 新起立試験を実施するも特に異常所見はなく，学校の友人関係も含め，不登校になるような状況もなかった。一緒についてきた母親に聞いても，家庭内でも問題ないということであった。

▶ 母親に承諾を得たうえで待合室で待っていてもらい，診察室で本人と2人で話をしてみると……中学入学とともに買ってもらったスマホで夜通し友人と連絡をし，毎日寝るのが明け方であることが判明。叱られるのが嫌で母親には言えていなかった。

14

小児科

「親の前では言いづらい」から隠してしまうことも

　思春期前後によくある，朝起きられない，学校に行けない理由として，学校や家庭の環境などによる心身症や成長期における起立性調節障害は頻度の高い原因です。起立性調節障害の可能性を考えてくれたところまでは良かったのですが，本人とよく話をするだけで，単に寝る時間が遅いために朝起きられなかっただけ，と判明することがあります。またその理由がスマホなどであると，親の前では言えないこともよくあります。

　この症例の場合もうまく本人と信頼関係を構築し，よく話せば診断はまったく難しくないものでした。スマホは子どもたちの生活を良くも悪くも一変させます。その影響を考えて，家庭内でちゃんとしたルールを作るよう提案するのも一つかもしれません。

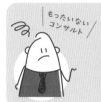

熱性けいれんの再発作予防といえば, ジアゼパム坐剤ですよね!?

小児科

例えばこんなケース

▶ 2歳女児。受診前日の夜に39℃の発熱とともに2分程度の全身強直間代けいれんがあり, 近くの病院を受診した。初めての熱性けいれんであったが, これ以上繰り返さないようにとけいれん予防の坐剤を担当医にその場で挿入されて帰宅することになった。

▶ 本日も発熱が続くため, かかりつけの小児科を受診したが, 昨日の帰宅後から眠っていることが多いという。

今やジアゼパムの予防投与は非推奨

　熱性けいれんは日本人の数%が経験しますが, その約7割が一度しか経験せず, 繰り返して経験することは少ないです。さらにはけいれん発作のあとで短時間のうちに再発作を起こす可能性はもっと低くなります。ジアゼパムの催眠作用により意識状態の判定も困難になるため, 中枢神経感染症の診断の観点からも, けいれん後の再発作予防目的のジアゼパム坐剤の投与は最近では推奨されていません[1]。

　筆者が研修医であった30年くらい前まではこのような臨床もよくみられましたが, 最近では基本的にはけいれん後は, 目線が合うなど意識状態の変化を認めなければ, 発熱の原疾患の治療のみで経過をみることが普通です。

引用文献
1) 日本小児神経学会・監:熱性けいれん(熱性発作)診療ガイドライン2023. 診断と治療社, p72, 2023

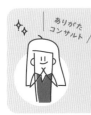

ありがた
コンサルト

腹痛も下痢もないのに嘔吐だけ続いています。
精査お願いします！

小児科

例えばこんなケース

▶ 5歳男児。数日前から嘔吐を認め，元気がなくなってきたため，近医を受診した。バイタルサインでは異常を認めず，身体所見では腹部に異常を認めず，下痢や便秘も認めなかった。下痢のない嘔吐が数日続くことを不審に思ったかかりつけ医に精査を勧められて，当院小児科を受診した。

▶ 受診時の診察で視神経乳頭の浮腫と頭部単純CTで著明な脳室拡大を認め，その後の精査で脳腫瘍による頭蓋内圧亢進に伴う嘔吐であったことが判明した。

14

小
児
科

腹部症状のない嘔吐はレッドフラッグサイン

　紹介状には，腹痛や下痢など腹部症状を伴わない嘔吐であり，精査をしたほうがよいと考えたことが書かれていたため，頭部の精査を行った症例でした。

　嘔吐は，消化管感染症の際に消化管の内圧が上昇した場合に上行性に伝達され，嘔吐中枢が刺激されて起こる場合が多いです。小児ではウイルス性胃腸炎が多く，この場合は何らかの腹部症状（腹痛，下痢，便秘など）を伴うことが多いといえます。一方で，頭蓋内圧亢進に伴い，嘔吐中枢が直接刺激されて嘔吐が起こる疾患（脳腫瘍，中枢神経感染症など）の場合は，腹部症状を基本的には伴いません。臨床医として腹部症状を伴わない嘔吐は注意する必要があると思います。

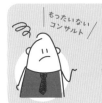

長く続く咳にはマクロライド？
抗ロイコトリエン拮抗薬？

もったいない
コンサルト

小児科

例えばこんなケース

▶ 4歳女児。1カ月以上続く咳を主訴に受診した。1カ月以上前に感冒に罹患した際に近医を受診して感冒薬を処方された。その後も発熱はないが咳が続き，治らないため，当院を受診した。

▶ 咳嗽に対して，近医からはマクロライド系抗菌薬が3週間処方されており，2週間前から抗ロイコトリエン拮抗薬が追加され，1週間前から吸入ステロイドも追加されていた。

▶ 母親に話を聞くと咳嗽は湿性で，就寝後夜中に現れることが多く，膿性鼻汁も多いという。4歳までに喘鳴や長く続く咳のエピソード，アレルギー疾患の既往がなかったため，鼻汁が誘因となり発症した副鼻腔炎による咳嗽と考え，ペニシリン系抗菌薬の内服と点鼻剤で治療を行ったところ，咳嗽は治癒した。

長引く咳嗽は鼻治療で改善することも

　鼻を上手にかむことができない年齢の小児で長く湿性咳嗽が続く場合には，上気道炎後に副鼻腔炎を発症し，後鼻漏に伴う刺激性の咳嗽を経験することがよくあります。この場合，「咳ならマクロライド系抗菌薬」，あるいは「咳なら抗ロイコトリエン拮抗薬」と短絡的に考えないようにしましょう。

　1週間経っても治らない湿性咳嗽の場合，過去に気管支喘息や類似したエピソードがないようであれば，鼻の治療をすると咳が良くなることも考慮しておくとよいかもしれません。

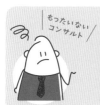

早産で生まれたから低身長なのは仕方ないですよね?

例えばこんなケース

▶ 6歳男児。小学校入学を前に同い年の子どもに比べて身長が低いことを心配して小児科受診した。在胎週数34週,1,600gで出生し,小さく生まれたが大きなトラブルはなかった。

▶ これまでの乳児健診は近医で受けていたが,身長が小さいのは早産だったから,また父親も幼いころは周囲よりも小さく,"遅伸び"だったから仕方ないと言われていた。

▶ 受診後の聞き取りでSGA性低身長症の基準を満たしたので成長ホルモン補充療法の適応と判断され,治療が開始された。

14
小
児
科

治療可能な低身長もある!

　低身長に関する相談は小児科では比較的多いといえます。もちろん両親の身長なども含めて総合的に判断することになりますが,出生時の体重および身長が在胎週数相当の10パーセンタイル未満で,かつ,どちらかが在胎週数相当の−2SD,さらに受診時点でcatch-upしていないと判断されれば,成長ホルモン(GH)補充療法の適応となります[1]。詳細な基準は覚えなくてもよいですが,生まれつき小さくとも,成長具合によっては治療対象になりうることは覚えてもらえたらと思います。

引用文献
1) 日本小児内分泌学会 下垂体・成長障害委員会:SGA性低身長症におけるGH治療の手引き.2017(http://jspe.umin.jp/medical/files/SGA_guide.pdf)

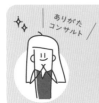

呼気性喘鳴と流涎がある3歳児です。
急性喉頭蓋炎でしょうか!?

小児科

例えばこんなケース

▶ 3歳男児。数時間前から急な発熱を認め，喘鳴を来したため，夜間急病診療所を受診した。体温39℃，呼吸数30回／分と増加し，咳は目立たないものの呼気性喘鳴に加えて流涎が著しかったため，急性喉頭蓋炎の疑いありという診断で紹介されて受診した。

▶ 受診時には流涎に加えて，顎を突き出す呼吸がみられたため，検査の結果，やはり急性喉頭蓋炎であった。

喉の痛みを訴えられない乳幼児の流涎は危険！

乳幼児のクループ症候群は非常に頻度が高い感染症です。そのなかでも喉頭蓋炎は細菌感染が原因で急激に進行し，発症から小児集中治療室（PICU）への入室時間が24時間以内であることが多いです。この症例では流涎と呼吸姿勢が決め手となったといえます。

予防接種歴は必ずチェックしよう

乳幼児で呼気性喘鳴を来す疾患はクループ症候群などたくさんあります。最近は肺炎球菌ワクチン，Hib ワクチンの普及で急性喉頭蓋炎に出合う頻度は激減していますが，突然発症，流涎，sniffing position（三脚ポジション，**図1**）を見た場合，そして特に予防接種歴で上記のワクチンが未接種の場合には迷わず，小児救急への受診をさせたいところです。

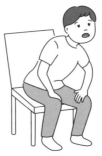

図1 sniffing position（三脚ポジション）

Obstetrics & Gynecology

もったいない
コンサルト

女性の下腹部痛なので念のため……
妊婦さんなので念のため……

産婦人科

例えばこんなケース

▶ ケース①：23歳女性。下腹部痛を主訴に受診。体温は37.6℃で下痢の症状がある。月経中で性器出血がある。急性胃腸炎と考えられるが，婦人科臓器の診察はできないため，念のため婦人科にコンサルトすることとした。

▶ ケース②：28歳女性。妊娠25週，咽頭痛があり，新型コロナウイルス感染症が心配で受診した。新型コロナウイルスの検査を提出し，腹痛はなく胎動もあるとのことであったが，念のため産科にコンサルトすることとした。

その「念のため」，本当に必要ですか？

　産婦人科に"念のため"コンサルトをしていませんか？　女性の下腹部痛で鑑別したい婦人科救急疾患は，卵巣嚢腫茎捻転，卵巣出血，子宮外妊娠（異所性妊娠），急性骨盤内炎症性疾患などです。疑い疾患を念頭に置いたうえでのコンサルテーションを心がけましょう。

　当然のことながら，妊婦さんも common disease に罹患します。産科症状がなければコンサルトする必要はありません。つまり，腹痛がなく，胎動の自覚があればOKです。胎動を感じない早い妊娠週数では，性器出血がなければ特に問題ありません。妊婦さんがどうしても赤ちゃんのことが心配と訴える場合は，経腹超音波で胎児心拍を見せてあげてもいいかもしれません。

即日コンサルトしてほしい症状・所見

　ケース①では，もし妊娠反応が陽性であるにもかかわらず，経腹超音波で子宮内に胎嚢がはっきり見えない，あるいは少量腹水がある，といった追加情報があれば，子宮外妊娠を疑って産婦人科にコンサルトをするべきです。

　妊婦さんでは，腹痛，38℃を超える発熱，血圧上昇などは産科疾患として対応が必要な可能性があります。下腹部痛では切迫流早産，常位胎盤早期剥離，絨毛膜羊膜炎などの可能性があります。上腹部痛ではHELLP症候群があります。血液検査で肝機能障害や溶血反応，凝固異常などを確認し診断します。38℃を超える発熱では胎児頻脈が問題になることがあるので，胎児心拍モニターと解熱が必要です。妊婦さんの血圧

15

産婦人科

上昇は通常の基準値よりハードルを下げて相談をしてください。収縮期血圧140mmHg以上，拡張期血圧90mmHg以上で妊娠高血圧症候群の診断になります。この場合は，尿蛋白の有無，胎児発育不全の有無などを確認する精査と場合によっては入院が必要な病態となりますので，産婦人科にコンサルトをお願いします。

　産婦人科の救急疾患を資料として（**表1〜2**）（p140〜141）にまとめました。"念のため"ではなく，疑われる病態を考慮したうえでコンサルトできるとよいですね。

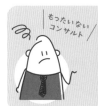

性器出血があるので診察お願いします！

産婦人科

例えばこんなケース

▶ 57歳女性。発熱と下腹部痛で救急受診した。血液検査で高度貧血を認め，問診で閉経後にもかかわらず性器出血があるとのことで，婦人科にコンサルトすることにした。

▶ 妊娠分娩歴や婦人科受診歴は聴取しなかった。

▶ 婦人科ブースで内診の準備を促すと，「内診するとは聞いていません。内診はいままで一度も受けたことがありません」とのこと。

内診の同意はとれていますか？

　婦人科診察は内診腟鏡診，双手診，経腟超音波が基本となります。婦人科診察を依頼するときは，患者さんに予告していただけるとスムーズです。妊娠出産歴のない女性では，婦人科診察を受けたことがない人もいます。また，年齢にかかわらず，性交渉経験がない場合は内診のハードルを高く感じることもあります。あらかじめわかっていれば，配慮した対応が可能です。患者さんのなかには，なかなか言い出せず内診台に上がってしまい，腟鏡の時点で苦痛を訴えるようなトラウマティックな体験となることもあります。コンサルトする側もされる側も気を付けたいところです。

もったいないコンサルト

14歳の妊娠に気付くのが遅れました……

産婦人科

例えばこんなケース

▶ 14歳女性。頻回の嘔吐，嘔気，食欲不振で受診。血液検査では白血球の軽度上昇と脱水所見があった。最終月経は4カ月前であった。12歳で初潮があってから，月経周期は不順で半年来ないときもあった。補液ののち帰宅とした。

▶ 3カ月後，妊娠が判明し妊娠23週相当の胎児を認めた。

若年・高年の女性こそ，妊娠を見逃さない

　人工妊娠中絶が可能な時期は妊娠22週0日未満です。診断が遅れてしまうと，患者の選択肢を狭めてしまうことにつながります。

　思春期の女性は知識不足から，一方で高年の女性は油断から，自らが妊娠する可能性に鈍感になります。妊娠の自覚がないまま，つわりによる嘔気・嘔吐で救急外来または内科を受診することがあります。感染性胃腸炎らしさが足りなかったり，症状が1週間以上続いていたり，症状の出現が時間や状況に左右されるときは，つわりの可能性も念頭に，妊娠反応検査の実施を考慮していただきたいです。思春期で性交渉歴がないと本人が言った場合でも，下腹部に経腹超音波を当てていただければと思います。

　初潮から閉経まで妊娠の可能性はあります。月経が来ない状態が12カ月以上続いたときに，振り返って「閉経」とします。最終月経が半年前の女性でも，性交渉歴がある場合は妊娠の可能性を念頭に置いてください。「下腹部痛が強くCTを撮ったら，子宮に妊娠満期の赤ちゃんがいた」というようなエピソードもあります。女性を診察する際は，ぜひ妊娠の可能性を忘れないでください。

予期せぬ妊娠ならコンサルトを

　救急外来で新規に妊娠が判明した場合でも，全例産婦人科にコンサルトする必要はありません。症状がつわりであることを患者さんに話し，早めにご自身のかかりたい産婦人科を受診するよう指示してください。一方，予期せぬ妊娠で人工妊娠中絶を検討する場合は，正確な妊娠週数を早めに知る必要がありますし，性暴力被害や児童虐待などが疑われる場合は特別な配慮が必要となりますので，同日対応可能な産婦人科にコンサルトをお願いします。

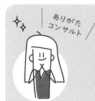

月経周期で黄体期なので,
卵巣出血の可能性はありますか?

例えばこんなケース

▶ 34歳女性。朝,腹痛で目が覚めた。少し様子をみていたが,痛みも強く持続するため救急外来を受診した。発熱なく,嘔吐や下痢もない。最終排便は昨日で特に便秘はなかった。最終月経は4週間前から5日間。

▶ 昨夜,夫との性交渉があった。コンドームの使用はなかった。経腹超音波では左付属器周囲にエコーフリースペース(EFS)を認めた。妊娠反応は陰性であった。卵巣出血を疑って産婦人科にコンサルトした。

性交渉歴まで聞いてもらえるのはありがたい

　女性の下腹部痛で産婦人科にコンサルトをする際,月経歴と性交渉歴の聴取をしていただくと,鑑別するべき婦人科疾患がみえてきます。男性医師も女性医師も診療に必要な事項として問診できるスキルを身につけてください。

　月経歴を聞く際,最終月経はよく問診すると思いますが,例えば「痛みの原因を考えるうえで必要なのでお聞きしますが…」「子宮や卵巣の病気かもしれないのでお聞きしますが…」などのように,必要なので聞く内容であるため,最終飲食や最終排便を聞く際と同じ口調で確認するとよいと思います。月経周期や経血量,月経随伴症状を問診すると,さらに婦人科疾患の鑑別診断が進められると思います。性交渉歴を聞く際は,セックスパートナーが1人か複数か,最後の性交渉の時期,性交渉の頻度,避妊の有無と避妊方法を問診します。これらの情報があれば,性感染症や骨盤内炎症性疾患の可能性を検討できます。

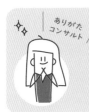

ありがた
コンサルト

月経痛がひどいので，
かかりつけの婦人科をつくるよう指導しました！

産婦人科

例えばこんなケース

▶ 22歳女性。仕事中に月経随伴症状の下腹部痛が強く仕事ができなくなってしまい，同僚に連れられて救急外来を受診した。

▶ いままでも月経時の下腹部痛が強く，痛み止めを常用していたが，今日は内服し忘れていた。バイタルサインに異常はない。パートナーとの性交渉があるが，妊娠反応は陰性。血液検査では Hb 11.0g/dL の軽度貧血以外は異常所見を認めなかった。

▶ 月経周期は30日周期で順調，経血量は昼でも夜用のナプキンを使う程度に多く，月経随伴症状として強い下腹部痛があり痛み止めを使用している。

▶ 月経随伴症状の下腹部痛と診断し，NSAIDs を処方した。いままで婦人科を受診したことがなかったので，月経困難症について婦人科で相談できることを説明し，受診を促した。

つらくても痛みを我慢している患者は多い

　月経痛がひどくて悩んでいる女性は多くいますが，婦人科受診が積極的になされているとは言いがたい状況です。救急疾患が疑われなければ，対症療法で帰宅とし，ぜひ婦人科クリニックの受診を促してください。月経痛，月経困難症に対する治療が可能です。

　月経随伴症状が重い方のなかには，子宮内膜症や子宮腺筋症などの器質的疾患が隠れている場合もあります。ただ，救急疾患ではないので，その日に慌てて産婦人科にコンサルトする必要はありません。

15

産婦人科

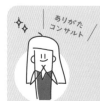

妊娠反応陽性ですが胎嚢を確認できません。子宮外妊娠でしょうか？

産婦人科

例えばこんなケース

▶ 40歳女性。昨日，月経開始後より持続する下腹部痛を主訴に受診した。昼すぎから下腹部の違和感があり，徐々に痛みが強くなってきたため夜に来院。体温37.0℃，血圧120/60mmHg，脈拍110回／分。

▶ 問診で，今回の月経は予定より3週間遅れて始まったこと，約1カ月前に性交渉があったことがわかった。妊娠反応は陽性であったが，経腹超音波で子宮内に胎嚢を認めず，子宮の周りにEFSを認めた。

▶ 子宮外妊娠の可能性があると考え，すぐ産婦人科にコンサルトした。

「月経中」と言われても鵜呑みにしない

　本人が月経だと思っていた出血が，子宮外妊娠による不正性器出血だという可能性はあります。たとえ月経中であると患者から言われても，妊娠の有無を確認することは重要です。

　子宮外妊娠は，命にかかわる重大疾患ですので，疑ったらその日のうちに産婦人科にコンサルトをしてください。見逃してはいけない疾患です。

　最終月経から6週以上経っていれば子宮内に胎嚢が確認できます。経腹超音波での子宮や卵巣の描出に慣れておくとよいかもしれません。「最終月経の開始日から数えて今日が何週何日目か」がその人の妊娠週数となります。子宮外妊娠の診断には，現在妊娠何週なのかがとても重要です。本症例の月経周期が28日周期であれば，妊娠7週の可能性があり，正常妊娠であれば子宮内に胎嚢および胎芽，心拍が見える週数です。

　自宅で妊娠反応陽性を確認している女性が，下腹部痛を主訴に救急外来を受診した場合のように，まだ産婦人科で正常妊娠（子宮内妊娠）が確認されていない症例では，子宮外妊娠の可能性を念頭に診療にあたってください。

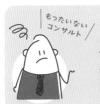

もったいない
コンサルト

虚血性腸炎を疑って撮像したCTにて
子宮筋腫が見つかりました

産婦人科

例えばこんなケース

▶ 64歳女性。腹痛と粘血便を主訴に受診した。既往に心房細動があった。

▶ 虚血性腸炎を疑い，腹部造影CTを撮像した。腸管浮腫を認め，虚血性腸炎に矛盾しない所見であった。

▶ 子宮に石灰化を伴う類円形の腫瘤を認め，子宮筋腫との読影結果であった。婦人科疾患のため，即日婦人科にコンサルトした。

症状がなければ即日でなくてもOK

　子宮筋腫が腹痛の原因になることはほとんどありません。また，救急疾患となることもほとんどありません。症状のない子宮筋腫は治療対象ではないので，ご本人に確認し，後日産婦人科での精査をお勧めください。

　このほか，子宮留水腫や卵巣嚢腫などは腹部造影CTで見つかることがありますが，受診した症状と関連がないものであれば，即日コンサルトは不要です。

　婦人科救急疾患で即日コンサルトが必要なものを（**表1**）（p140）にまとめました。これらの疾患が疑われるときは，ぜひ即日コンサルトをお願いします。

15
産婦人科

表1　婦人科の救急疾患

	疾患名	症状	所見	備考
即日コンサルト	卵巣出血	下腹部痛。黄体期に多いとされるが，非典型例もある	子宮付属器付近にEFS，卵巣嚢腫	多くは保存的にみてよいが，止血のための手術が必要になることがある
	卵巣嚢腫茎捻転	激烈な痛み。時に波があり，痛みが引くこともある。下腹部痛のことも腰痛のこともある	下腹部に卵巣嚢腫を認める。5〜7cm程度で捻転しやすい。小児は正常卵巣での捻転例がある	即日手術が必要
	子宮外妊娠	性器出血，下腹部痛，場合によってはショック	妊娠反応陽性で子宮内に胎嚢・胎児が認められないとき	即日手術が必要
	骨盤腹膜炎	発熱，下腹部痛，膿性帯下など	血液検査で炎症所見高値で子宮付属器に一致した圧痛がある。腹腔内膿瘍がみられることもある	入院のうえ，点滴での抗菌薬投与や下腹ドレナージが必要な状態であれば即日コンサルト婦人科で入院管理する病院が多いと思うが，感染症科でも可
翌日以降で可	・月経困難症 ・子宮筋腫 ・過多月経 ・卵巣嚢腫 ・子宮悪性腫瘍疑い ・軽症骨盤腹膜炎など			

表2　産科の救急疾患

妊娠週数	症状・所見	想定される産科疾患	緊急度	入院	手術	備考
受診歴なし	下腹部痛（±性器出血・腹腔内EFS）	子宮外妊娠	高	要	要	死亡もありうる急性出血性疾患
～12週	下腹部痛	切迫流産	低			医療介入で改善できることはほとんどなし
	性器出血					
	嘔気・嘔吐	つわり・妊娠悪阻	低	必要になることも		飲水できなければ補液が必要
～22週	下腹部痛	切迫流産	中	要		胎児救命可能週数であり，原則入院
	性器出血					
～36週	下腹部痛	切迫早産	高	要		
	下腹部痛（±性器出血・ショックバイタル）	常位胎盤早期剥離	高	要	要	胎児死亡，母体死亡率の高い疾患
	下腹部痛（±発熱）	絨毛膜羊膜炎	高	要	必要になることも	早期娩出を考慮するべき疾患
	下腹部痛	切迫子宮破裂（特に前回が帝王切開だった場合）	高	要		胎児死亡，母体死亡率の高い疾患
全妊娠期間	高血圧（収縮期140mmHg以上または拡張期90mmHg以上）	妊娠高血圧症候群	高	要		妊婦の高血圧はハードルを下げてコンサルトを
	上腹部痛＋肝酵素上昇＋血小板減少	HELLP症候群	高	要		早期娩出が必要な疾患
	38℃以上の発熱	胎児頻脈（特に妊娠26週以降は胎児心拍モニター推奨）	中			胎児頻脈が続くと胎児心不全に至る可能性があるので，速やかな母体解熱をめざす

Psychiatry

もったいない
コンサルト

手術後から無言になってしまいましたが，昏迷ですよね？

精神科

例えばこんなケース

▶ 70歳男性。統合失調症，脳梗塞の既往あり。施設入所中に転倒し，大腿骨頸部骨折となり整形外科に入院した。手術に備えて抗精神病薬の内服を中断した。

▶ 手術後，全身麻酔の効果が切れてもなお反応に乏しく，開眼しているのに同じ姿勢を保持して一点を見つめており，他動的に体を動かすと抵抗を示すなどしたことから，研修医は上級医と相談して精神科にコンサルトした。

▶ 精神科医は，統合失調症による緊張病性昏迷が鑑別にあがると考えたが，念のため頭部MRIをオーダーしたところ，新規の脳梗塞が判明し，脳神経内科に転科となった。

器質性疾患の除外もしてもらえるとありがたかった

　統合失調症では緊張病性昏迷を来すことがあるため，精神科へのコンサルト自体は間違っていません。しかし，器質性疾患を除外するために，血液検査，MRI，脳波などをオーダーし，脳神経内科へも同時にコンサルトしておけばありがたいコンサルトでした。

　そもそも昏迷とは，意識は清明だが，意志活動がまったく行われず，意志の表出や行動が認められない状態（意志発動性が欠如した状態）をいい，うつ病性，緊張病性，ヒステリー性の3つに分けられます。一方で，意志発動性がある程度保たれている場合を亜昏迷といいます[1]。

　昏迷の場合，意識は清明である点で，意識障害を来す低活動性せん妄，非けいれん性てんかん重積状態（NCSC），脳梗塞などの器質性疾患とは区別されます。しかし，昏迷と意識障害を区別することは実際上，難しいです。そのため，昏迷を精神医学的昏迷（うつ病性，緊張病性，ヒステリー性）および意識障害を意味する神経学的昏迷（器質性昏迷）に分けることもあります[2]。なお，昏迷と緊張病についての詳細は文献[3]も参照してください。

ちょっと深掘り！　緊張病，悪性緊張病とは

　緊張病（カタトニア）は，DSM-5[4]で新たに取り入れられた症候群です。重篤な精

神症（統合失調症など）と重篤な気分症（うつ病など）において最も多くみられます

が，一般身体疾患が原因となる場合や，物質誘発性の場合（抗精神病薬の中断を含む）もあります。原因が違っていても臨床症状は類似しており，①昏迷，②カタレプシー，③蠟屈症，④無言症，⑤拒絶症，⑥姿勢保持，⑦わざとらしさ，⑧常同症，⑨外的刺激の影響によらない興奮，⑩しかめ面，⑪反響言語，⑫反響動作のうち3つ以上が優勢でなければなりません（**表1**）。

　注意すべきは，悪性緊張病という，経過中に発熱や自律神経失調を来す悪性症候群に類似する症候群の存在です。発熱，頻脈，高血圧といったバイタルサインの異常や，血清CKやトランスアミナーゼの高値を特徴とします。

　緊張病の治療としては，ベンゾジアゼピン系薬が第一選択薬として推奨[5]され，抗精神病薬は悪性症候群の懸念から全般に避けるべきという意見が優勢です（ただし有効性を示す報告も多い）。ベンゾジアゼピン系薬が無効な場合や悪性緊張病の場合には電気けいれん療法（ECT）も検討されます[6),7)]。

表1　緊張病にみられる臨床症状

①昏迷：精神運動性の活動がない，周囲と活動的なつながりがない
②カタレプシー：受動的にとらされた姿勢を重力に抗したまま保持する
③蠟屈症：検査者が姿勢をとらせようとすると，ごく軽度で一様な抵抗がある
④無言症：言語反応がない，またはごくわずかしかない。既知の失語症があれば除外
⑤拒絶症：指示や外的刺激に対して反対する，または反応がない
⑥姿勢保持：重力に抗して姿勢を自発的・能動的に維持する
⑦わざとらしさ：普通の所作を奇妙，迂遠に演じる
⑧常同症：反復的で異常に頻繁に起こる，目標指向のない運動
⑨外的刺激の影響によらない興奮
⑩しかめ面
⑪反響言語：他人の言葉を真似する
⑫反響動作：他人の動作を真似する

〔日本精神神経学会・監，髙橋三郎，他・監訳：DSM-5-TR精神疾患の診断・統計マニュアル．医学書院，p131，2023より〕

16
精
神
科

引用文献
1）古川壽亮，他・編：精神科診察診断学 エビデンスからナラティブへ．医学書院，p99，2003
2）安来大輔：精神科治療学，33（増）：60-61，2018
3）安来大輔，他：精神科治療学，31：519-527，2016
4）髙橋三郎，他・監訳：DSM-5精神疾患の診断・統計マニュアル．医学書院，2014
5）日本神経精神薬理学会，他・編：統合失調症薬物治療ガイドライン2022，p130，2022（https://www.jsnp-org.jp/csrinfo/img/togo_guideline2022.pdf）
6）福田正人，他・編：統合失調症．医学書院，p166，2013
7）井上令一・監：カプラン臨床精神医学テキスト DSM-5診断基準の臨床への展開 第3版．メディカル・サイエンス・インターナショナル，p387，2016

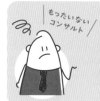

もったいない
コンサルト

入院中に抑うつ症状がみられたので，抗うつ薬を開始しました！

精神科

例えばこんなケース

▶ 特に既往のない70歳女性。これまで身体科や精神科の入通院歴はない。夫と同居しており，明らかな認知機能の低下は確認されていない。

▶ ある日，自宅階段を踏み外して大腿骨頸部骨折で入院した。

▶ 手術前は骨折部位が痛い，夜になかなか眠れない，自宅で夫が1人だから心配などと話していたが，手術後に口数が少なくなり，日中のほとんどを自室ベッドで過ごし，食事も摂らず，ぼーっとするようになった。

▶ 精神科ローテートを終えたばかりの研修医は，上級医と相談のうえ，うつ病であると判断し，抗うつ薬を処方した。また，本人に無理をさせないよう，リハビリは極力控え，夫の見舞いも控えてもらうようにした。

▶ 念のため精神科にコンサルトをしたところ，低活動性せん妄の可能性が高いと判断。リハビリは無理のない範囲で続けてよく，夫の面会を励行し刺激を加えること，日中は太陽光を採り入れることなどを指示したところ徐々に回復した。

低活動型せん妄とうつ病を見極めるポイント

　せん妄とうつ病は一見すると症状に類似点があるため，鑑別を要します。せん妄は過活動型と低活動型がありますが，特に低活動型せん妄でみられる傾眠，口数が少ない，無関心，活動性低下，臥床傾向など[1]はうつ病でもみられる症状であるため，鑑別が難しいと感じるかもしれません。一方で，過活動型せん妄は，不眠，落ち着きがない，早口・大声，易怒性・興奮，暴言・暴力，徘徊などの症状を来します[1]。

　せん妄とうつ病を鑑別する際は，せん妄の簡便なスクリーニングツールであるconfusion assessment method（CAM）を活用することをお勧めします。CAMでは，①急性発症・変動性の経過，②注意散漫，③支離滅裂な思考，④意識レベルの変化のうち，①および②に該当し，③または④のいずれかに該当したときはせん妄，といったようにシンプルに判断することができます[2]。

　一方で，うつ病はせん妄と異なり亜急性の経過をたどり，典型的には午前中の不調を訴えることが多いです。せん妄でみられるような意識障害，見当識障害，注意力障害などはなく，脳波異常もありません（せん妄では時に徐波を呈します）。

せん妄の基本を押さえよう

　せん妄とは，身体疾患，薬剤，手術などを原因とする急性の意識障害であり，見当識障害，注意力障害，時間による変動などを認めるものをいいます。せん妄を理解するためには，せん妄の要因を3因子（準備因子，直接因子，促進因子）に分けると整理しやすいとされます（**表1**）[3]。

　低活動型せん妄に対する有効なエビデンスをもった治療薬は現在までのところなく，経験上，睡眠・覚醒のリズムを整える目的からトラゾドン（レスリン®）やミアンセリン（テトラミド®）などといった鎮静作用のある薬が使用されるにとどまります。せん妄治療の原則である非薬物療法（日中に太陽光を採り入れる，バルーンカテーテルの抜去や身体拘束の解除，静穏な個室への移室，家族の付き添いなど）が重要となります。

表1　せん妄を引き起こす3つの要因

準備因子 せん妄が起こりやすい素因	・高齢（70歳以上） ・認知症 ・脳器質性疾患の既往 ・せん妄の既往 ・アルコール多飲　など
直接因子 せん妄の引き金となるもの	・身体疾患 ・薬剤 ・手術　など
促進因子 せん妄を誘発しやすく悪化・遷延化につながるもの	・身体的苦痛：不眠，疼痛，便秘，尿閉，不動化，ドレーン類，身体拘束，視力・聴力低下など ・精神的苦痛：不安，抑うつなど ・環境変化：入院，ICU，明るさ，騒音など

［井上真一郎：せん妄診療実践マニュアル 改訂新版. p15，羊土社，2022より抜粋］

16
精神科

引用文献
1)　井上真一郎：せん妄診療実践マニュアル 改訂新版. p121，羊土社，2022
2)　和田 健：ポケット版 改訂 せん妄の臨床 リアルワールド・プラクティス. 新興医学出版社，p30，2019
3)　井上真一郎：せん妄診療実践マニュアル 改訂新版. p12，羊土社，2022

精神科の先生が診察することを，事前に説明しました。ご家族もお呼びしますか？

精神科

例えばこんなケース①

- ▶ 生来健康な40歳女性。会社管理職。夫および小学1年生の長女と3人で暮らしている。これまで身体科や精神科の入通院歴はない。自宅階段を不注意で踏み外して大腿骨頸部骨折で入院した。

- ▶ 手術後，食事摂取量が減っていたため，本人に食欲低下の理由を聞いたところ，「よくわからない」と言って泣き出してしまった。

- ▶ 研修医は上級医とスタッフに相談して，精神科にコンサルトすることにした。その際，患者本人に，精神科医が来訪して診察をしてもよいか尋ねたところ，しばらく考えたあと，「わかりました，お願いします」と答えた。

- ▶ 依頼があった精神科医が患者のもとに訪れ診察をしたところ，泣きながら，突然入院してしまったことで家族や会社の部下に迷惑をかけていると吐露した。

例えばこんなケース②

- ▶ 特に既往のない70歳女性。もともと温厚なタイプ。夫に先立たれ長男夫婦と同居していたが，自宅階段を踏み外して大腿骨頸部骨折で入院した。

- ▶ 入院直後より，夕方から夜にかけて，おむつをいじる，興奮し始め大声で叫ぶ，昼夜逆転などがあり，面会に来た家族に対し，「襲われるから警察を呼んで！」と訴える。家族は本人のあまりの変化に驚いてしまった。

- ▶ 研修医はせん妄を疑い，上級医とスタッフに相談して，精神科にコンサルトをすることにした。その際，精神科医に，せん妄を疑っている患者がいるが診察時にご家族を呼んだほうがよいか確認したところ，精神科医は「お願いします」と答えた。

- ▶ 依頼があった精神科医は，家族が面会している時間帯に患者のもとを訪れて診察をし，過活動性せん妄と診断した。そして，ご家族にせん妄の平易な説明を行うことで安心していただいた。また，ご家族の面会がせん妄改善に大きな役割を果たすことや，抗精神病薬の適用外処方についても説明した。

いまだに精神科に対して抵抗感のある患者はいるもの

　精神科や心療内科の受診は，以前に比べて垣根が低くなり通院しやすくなったといわれますが，まだまだためらう人も少なくありません。本人に対して，精神科医にコンサルトする旨を伝えずに突然訪れると驚かれてしまい，場合によっては不満に感じてしまうこともありますので，十分注意しましょう。

　また，せん妄はいまだに一般人に認知されておらず，「穏やかな性格だったのに入院して変わってしまった」とショックを受けるご家族も少なくありません。せん妄の原因や家族の面会が果たす役割について専門医から説明してもらい，安心していただきましょう。また，せん妄に保険適用される薬剤はチアプリド（グラマリール®）しかなく，ほとんどの薬剤は適用外使用となりますので*，その旨を伝えることも大切です。

　なお，常勤精神科医のいない病院の場合，また精神科医によってはこれらの説明を主科の先生に任せる場合がありますので，自分でも説明できるようにしておくのが望ましいでしょう。

*適用外使用にはなりますが，原則として，クエチアピン（セロクエル®），ハロペリドール（セレネース®），ペロスピロン（ルーラン®），リスペリドン（リスパダール®）を「器質的疾患に伴うせん妄・精神運動興奮状態・易怒性」に対して処方した場合，当該使用事例を審査上認めるとの通達があります[1]。

16
精神科

引用文献
1)　厚生労働省「医薬品の適応外使用に係る保険診療上の取扱いについて」（平成23年9月28日保医発0928第1号）

もっと知りたい！

　From：Webアンケート
　Question：あなたが経験した「もったいないコンサルト」を教えてください

社会的入院のお願いに渋い顔

　私は救急医なので，いわゆる社会的入院をどうしても扱わないとなりません。それに対する無理解や，「医療介入を要さない患者は急性期病院に入院する資格がない」と受けて入れてもらえない姿勢がみられるときは少し残念な気持ちになります。そのような患者ばかりでは困りますが，たまに生じるそうしたケースをまずはいったん受け入れてくれる姿勢を育んでほしいと思います。

（救急医）

もったいない
コンサルト

昨日，精神疾患患者が
過量服薬したのですが……

例えばこんなケース

▶ 35歳男性。双極症（双極性障害）で精神科に通院中。夜間に，処方されていた向精神薬を過量服薬（OD）して意識障害で救急搬送され，救急科に入院となった。

▶ 翌日，上級医の指示を受けて研修医が精神科への入院を打診。精神科で調べたところ，OD した薬剤のなかには炭酸リチウム（リーマス®）が含まれていることが判明した。

▶ その後，嘔吐，振戦などを認め，血液検査をしたところ，血中リチウム濃度は2.5mEq/L であり，緊急に血液透析を施行することとなった。

炭酸リチウムの過量服薬は緊急性が高い

　過量服薬（OD）の場合，薬剤によっては生命に危険を及ぼすものもあります。そのため，救急隊に薬剤の空包の有無を確認したり，お薬手帳を見て処方薬を確認したりするなどして，OD した薬剤の種類と錠数をできるだけ特定しなければなりません。

　精神科領域において，現在 OD に注意しなければならない薬剤の筆頭は炭酸リチウムです。炭酸リチウムは，双極症（躁うつ病ともいう）に有効ですが，治療濃度と中毒濃度は近接しています。躁病エピソードに対する治療の場合は0.8～1.0mEq/L が必要であり，維持療法に移行した場合でも，低濃度（0.4～0.6mEq/L）に比べて高濃度（0.8～1.0mEq/L）のほうが再発予防効果は高まります。ですが，副作用も強いとされます。

　血中濃度が1.5mEq/L を超えると粗大な手指振戦，2.0mEq/L を超えると腱反射亢進や構音障害が加わり，2.5mEq/L を超えるとミオクローヌス，運動失調や錯乱が加わり，3.0mEq/L を超えると強直間代けいれんやせん妄，昏睡が生じえます。

時間差で中毒濃度に達することもある

　炭酸リチウムが処方されていることを確認したら必ず血中濃度を測定しなければなりません。また，たとえ来院時のリチウム濃度が中毒濃度に達していなくても，腸内で薬塊を形成すると溶解に時間を要することがあるため，2～3時間後にリチウム濃度を再検すべきです（ワンポイントだけの濃度測定で帰宅させるのは危険です）[1]。

引用文献

1）　日本臨床精神神経薬理学会専門医制度委員会・編：専門医のための臨床精神神経薬理学テキスト．星和書店，p290，2021

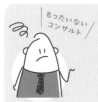

入院を嫌がるので，
精神科で強制入院させてください！

精神科

例えばこんなケース

▶ 70歳男性。妻と2人暮らしだが，同じ敷地内に長男家族が住んでいる。総合病院呼吸器外科で肺がんに対して抗がん薬治療中。これまで精神科入通院歴はなく，認知機能も問題なく，入院中せん妄にもなっていない。

▶ 治療を嫌がって退院したがっている。ある日，本人が自室の荷物をまとめて退院しようとしていた。病棟看護師から「先生！　どうにかしてください！」と連絡を受けた研修医は院内の精神科へ強制入院による転棟を打診した。

16

精神科

精神疾患がなければ強制入院はできない

　精神科の入院には，本人の同意に基づく任意入院と，本人の同意に基づかない非自発的入院（強制入院）の2つがあります。後者には，医療保護入院，応急入院，措置入院，緊急措置入院といった複数のバリエーションがありますが，本ケースで問題となるのは，医療保護入院です。医療保護入院は，主に，①精神保健指定医による診察の結果，②精神障害者であり，③医療および保護のために入院の必要がある者であって，④当該精神障害者のために任意入院が行われる状態にないと判定されたものについて，⑤その家族等の同意があるときに本人の同意なく入院させることができる制度です（精神保健福祉法第33条1項1号）。②の「精神障害者」は細かく定められていますが，ICD-10上の「精神および行動の障害」の章全体と考えてよいでしょう。いずれにしても，医療保護入院をさせるためには，何らかの精神疾患に該当しなければなりません。

理由を聞くのが先決

　まず退院を希望する理由を尋ねて傾聴するのが先決と思われます。また，ご家族の意見も伺っておいたほうがよいでしょう。場合によってはご家族にも来院してもらい，入院治療の必要性を説明してもよいかもしれません。そして傾聴などをするなかで，精神疾患が疑われたり，またはその除外が必要と考えられたりする場合にはじめて精神科へ診察の依頼をすることを検討してもらえると助かります[1]。

引用文献
1)　精神保健福祉研究会・監：四訂 精神保健福祉法詳解. 中央法規, p293, 2016

Ophthalmology

もったいない
コンサルト

突然の頭痛と嘔気なら，
くも膜下出血ですよね？

眼科

例えばこんなケース

▶ 82歳女性。突然の頭痛，嘔気を自覚し，救急要請。

▶ 来院時，本人の意識はあるものの激しい頭痛と嘔気で苦しんでいた。くも膜下出血など
の頭蓋内疾患をまず疑い緊急に頭部CTを撮影したが，頭蓋内には異常を認めなかった。

▶ もう一度診察すると，左眼球の強い充血と，左眼霧視の自覚を認めた。

充血や霧視は診断における重要な手がかり

　頭痛，眼痛は鑑別疾患が多い疾患の一つです。急性閉塞隅角症[1]（急性緑内障発作）
は眼痛だけでなく，嘔気・嘔吐を伴う強い頭痛を訴えることが多いです。患者自身も，
疼痛が非常に強いために眼球が原因だと気が付いていないケースもあります。急性閉
塞隅角症は強い球結膜充血，毛様充血を伴っていることが多く，診断の手がかりとな
ります。また，角膜浮腫も眼圧上昇により引き起こされていることが多く，発症眼に
視力低下や霧視の自覚を認めます。まずは眼圧下降を目的としたD-マンニトール点滴
や，ピロカルピン点眼を開始するとよいでしょう。

　発症した場合，眼科医による専門的な治療が必要となります。治療開始前後の眼圧
測定や細隙灯顕微鏡を用いた診察による経過観察が求められます。薬剤治療で眼圧下
降が得られない場合は，水晶体摘出術やレーザー虹彩切開術などの外科的治療が必要
となります。眼圧下降が得られると，患者の症状は比較的速やかに軽快します。

急性閉塞隅角症の鑑別ポイント

　身体診察では，眼球の観察や視機能の確認をしましょう。突然の嘔気を伴う頭痛は，
くも膜下出血も含めた緊急性の高い疾患も鑑別として考慮しなくてはならない一方で，
急性閉塞隅角症も眼科領域では緊急疾患の一つです。瞳孔が中等度散瞳固定となって
いる場合は正常な対光反射が得られないため，頭蓋内疾患との鑑別をより考えてしま
うかもれません。しかし，細隙灯顕微鏡検査では角膜浮腫や浅前房の所見を呈します。
急性閉塞隅角症が疑われる場合には，眼科医に速やかにコンサルトしましょう。

　ただし，急性に眼圧上昇する疾患は急性閉塞隅角症だけではありません。特に急性
閉塞隅角症と同様に浅前房所見を呈するため鑑別が難しい疾患として，悪性緑内障

（aqueous misdirection）[2]，原田病などがあります。これらはピロカルピン点眼により毛様体前方移動が促されることで病態が増悪する可能性があるため注意が必要です。

（引用文献）
1）　Chan PP, et al : Eye（Lond），33 : 110-119, 2019 ［PMID : 30467424］
2）　Grzybowski A, et al : Graefes Arch Clin Exp Ophthalmol, 256 : 135-154, 2018 ［PMID : 29110086］

顔面外傷後の嘔気がありましたが、頭蓋内に問題ありませんでした！

眼科

例えばこんなケース

▶ 24歳男性。転倒により左顔面を強打。意識はあるが左顔面の痛みと嘔気で苦しんでいる。
▶ 嘔気・嘔吐症状を認めたため、くも膜下出血などの外傷性に生じる頭蓋内疾患を鑑別するために緊急頭部CTを撮影したが、頭蓋内に異常はなかった。
▶ 嘔気に対してメトクロプラミドの静脈内投与を行い経過観察の方針とした。

外眼筋の絞扼なら緊急手術の適応

　頭部・顔面外傷は頭蓋内病変だけでなく、眼窩内や顔面骨骨折などの外傷性疾患を考える必要があります。眼窩壁骨折により外眼筋の絞扼が起こると、迷走神経反射による激しい痛み、嘔気・嘔吐症状を伴うことがしばしばあります[1]。閉鎖型骨折の外眼筋の絞扼は緊急手術（受傷後24時間以内）の適応のため速やかな対応が求められます。筋以外の軟部組織の絞扼などは受傷後2週間以内で加療されることが多いです。

CTは眼窩も撮るとよかった

　まずは眼球を観察し、眼位や眼球運動を確かめましょう。複視の存在を確かめることも大切です。CT撮影では頭蓋内だけでなく眼窩を含めた範囲にするとよかったです。また、尾毛部外側の外傷では視束管骨折のリスクが高くなるため注意が必要です。

（引用文献）
1）　宮脇剛司：耳鼻咽喉科展望，54：35-43，2011

もったいない コンサルト

視力低下と視野の狭まりの自覚があるので、白内障や緑内障ですよね?

眼科

例えばこんなケース

▶ 63歳女性。特記すべき既往なし。1カ月前から視力低下と視野が狭く感じる訴えがあったため、白内障や緑内障を疑い眼科に精査をコンサルト。

▶ 眼科医が問診をしてみると、両眼ともに視野障害の自覚があった。

▶ 眼科で行ったゴールドマン視野検査は両耳側半盲を示していた。視力を障害しない程度の軽微な白内障はあるものの、その他視機能障害を引き起こすような器質的な異常を眼球内に認めなかった。MRIを撮影すると視交叉部に下垂体腫瘍が見つかった。

視機能障害は中枢性か? 末梢性か?

　視機能は眼球から視覚中枢までの経路に異常が起これば障害されます。患者に起きている視機能障害が中枢性のものか、末梢性(眼疾患)によるものかを考えましょう。ただ実際には診察・問診のみで正確な診断をすることはなかなか難しいかと思いますが、自覚症状が両眼性か片眼性かの確認や、対座法による視野検査、対光反射の確認などは手がかりとなるでしょう。中枢性が疑われる場合にはMRI、CTなどの画像検査が求められます。下垂体病変の場合は内分泌学的検査も有用です。

両側性の症状なら頭蓋内を評価しよう

　眼球内の疾患でも両眼性の視力障害、視野障害が出現することはあります。しかしながら、事前に両眼性の症状を疑わせる場合や、中枢性疾患も鑑別にあがる場合は、眼科にコンサルトを行うとともに並行して頭蓋内評価を行ってもらえるとありがたいです。圧迫性の視神経障害は圧迫の除去による視機能改善が期待されますが、すでに視神経萎縮が明らかな場合は視機能予後は不良となります[1]。

引用文献
1) 大路正人、他・編:今日の眼疾患治療指針 第3版. 医学書院, 2016

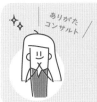

ありがた コンサルト

片眼性の症状だったので，
網膜動脈閉塞症を疑っています

眼科

例えばこんなケース

▶ 68歳男性。高血圧，脂質異常症で内科通院中。突然目の右側の視野が上からカーテンが降りてきたように暗くなり，その後改善したとのことであった。

▶ 一過性脳虚血発作も鑑別として考えられたため，頭部MRIを撮影したが異常はなく，全身の神経症状もなかった。次に，網膜動脈閉塞の可能性を考えて眼科にすぐにコンサルトした。

▶ 眼科では蛍光眼底造影検査などを行い，網膜動脈分枝閉塞症と診断された。

症状が似ている「網膜動脈閉塞症」と「一過性脳虚血発作」

　網膜動脈閉塞症と一過性脳虚血発作は症状が似ているため鑑別が必要な疾患です。MRIを撮影したことはとても良い判断でしたが，さらに頭蓋内精査のみでなく眼科疾患も鑑別に入れ，すぐに眼科にコンサルトしたこともとても良かったです。網膜動脈閉塞症に対する治療法は少なく，視機能の改善が難しい疾患であり，眼科疾患のなかでは緊急性の高い疾患の一つです。網膜動脈閉塞症は網膜中心動脈閉塞症，網膜動脈分枝閉塞症，毛様網膜動脈閉塞症に分類されます。眼底所見として，網膜動脈の狭小化，網膜内層浮腫が観察されます。網膜中心動脈閉塞症の場合は黄斑部にcherry red spotを認めます。網膜血流から栄養される網膜内層は経過とともに徐々に萎縮し菲薄化し，光干渉断層計（OCT）でその所見がより明らかとなります。

原因によってはさらなる精査・治療が必要になることも

　網膜動脈閉塞症は不可逆性の視機能障害を引き起こすことが多いですが，網膜動脈閉塞症を認めたときはその原因検索も大切です。網膜動脈は，内頚動脈，眼動脈，網膜中心動脈の順に分岐します。血液検査，不整脈の有無，内頚動脈のプラークなど血栓の原因検索を行い，所見に応じてそれぞれさらなる精査，治療が求められる可能性があります。

参考文献
・Mac Grory B, et al : Stroke, 52 : e282-e294, 2021［PMID : 33677974］

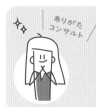

眼瞼下垂が主訴ですが，眼球運動障害が あるので動眼神経麻痺でしょうか？

眼科

✦ 例えばこんなケース

▶ 71歳男性。ここ最近，眼瞼下垂が気になっていたが，急に物が二重に見える（複視）ことが気になり救急外来受診。本人は加齢性の変化と思っており，眼科での眼瞼下垂に対する手術を希望していた。

▶ 診察時に眼瞼下垂の程度に左右差があったこと，眼球運動がやや制限されていたことから，MRI，MRAを撮影したところ，内頸動脈後交通動脈分岐部に脳動脈瘤が見つかった。

少しでも疑ったら頭蓋内評価

　眼瞼下垂の原因として，緊急性が高い原因に脳動脈瘤による動眼神経の圧迫と脳幹部梗塞があります[1]。いずれもMRIなどによる画像検索を要し，発見時は速やかに脳神経外科や脳神経内科にコンサルトする必要があります。今回は眼瞼下垂を加齢性と断定せずに，眼球運動障害を確認し，頭蓋内評価を行ったことが非常に良かったです。

　ただし，眼瞼下垂を引き起こす疾患は多岐にわたり，腱膜性（加齢性，コンタクトレンズ使用，開瞼器使用など），神経原性（動眼神経麻痺，ホルネル症候群，フィッシャー症候群など），筋原性（重症筋無力症，外眼筋ミオパチー，筋緊張性ジストロフィなど），その他（眼瞼皮膚弛緩症，外傷，腫瘍，眼窩疾患など）があります。眼瞼腫脹を来すような疾患も患者は眼瞼下垂と感じていることもあります。また眼球運動障害を引き起こす疾患も数多くあります。重症筋無力症に対しては抗アセチルコリン受容体抗体，抗MuSK抗体の有無の測定が，涙腺部腫脹に対してはIgG4関連疾患，悪性リンパ腫，涙腺炎の鑑別ための全身精査が必要となる場合もあります。患者への問診，診察所見から慎重に診断を進めていくことが求められます。

引用文献
1) Bacharach J, et al : Eye（Lond），35 : 2468-2481, 2021 ［PMID : 33927356］

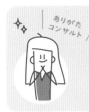

ありがた
コンサルト

顔面帯状疱疹の加療中ですが，飛蚊症と霧視が出現しました！

眼科

例えばこんなケース

▶ 72歳男性。左顔面の帯状疱疹で加療をしていた。抗ウイルス薬の全身投与はすでに終了し，皮膚所見は改善傾向にあった。

▶ 左眼に飛蚊症と霧視が出現したため，眼科での眼底診察を依頼したところ，眼球内の炎症反応と，左網膜に黄白色顆粒状病変を認めた。さらに，前房水PCRで水痘・帯状疱疹ウイルス（VZV）が陽性であった。

▶ 左眼の急性網膜壊死の診断で直ちに治療が開始された。

VZVやHSVによる重篤なぶどう膜炎

　急性網膜壊死は，水痘・帯状疱疹ウイルス（VZV）または単純ヘルペスウイルス（HSV）の網膜感染により生じる壊死性網膜炎を主体とする肉芽腫性汎ぶどう膜炎であり，無治療の場合には数週間で失明に至る重篤な疾患です[1]。今回は眼科に迅速にコンサルトを行い，眼底検査を実施できたことがよかったです。眼球所見としては，豚脂様角膜後面沈着物，高眼圧，網膜周辺部の黄白色顆粒状病変，閉塞性血管炎が観察されます。病因のウイルスの同定には眼内液を用いたPCRが感度，特異度ともに優れています。治療は可及的速やかに，抗ウイルス療法，抗炎症療法，抗血栓療法，網膜剝離の予防・手術を行います。

　三叉神経V1領域の顔面帯状疱疹は帯状疱疹ウイルス眼瞼炎，角膜炎，結膜炎など眼表面の疾患が併発することが多いです。しかしながら，帯状疱疹罹患後にぶどう膜炎や急性網膜壊死のように眼内の炎症を生じることがあり，見逃さないことが重要です。特にぶどう膜炎に対して散瞳眼底検査は重要となります。

17
眼科

引用文献
1)　Schoenberger SD, et al : Ophthalmology, 124 : 382-392, 2017［PMID : 28094044］

もったいない
コンサルト

結膜炎を疑い抗菌薬点眼を処方しましたが，軽快しません！

眼科

例えばこんなケース

▶ 48歳女性。既往に関節リウマチ。2週間前から両眼が充血し，治らない。眼脂や痒みはないが，眼球運動時の軽い眼痛と違和感あり。

▶ 抗菌薬点眼剤を処方したが1週間経過しても軽快しなかった。

▶ 眼科受診したところ，球結膜充血だけでなく区域性の強膜充血も認めたため，強膜炎の診断となりステロイド点眼剤が開始となった。

眼脂なし，痒みなしは結膜炎らしくない

　球結膜充血が起きる疾患には感染性結膜炎，アレルギー性結膜炎，結膜下出血などさまざまな疾患があります。今回は眼脂や痒みがないため，感染性結膜炎やアレルギー性結膜炎の典型的な所見と異なります。また，結膜下出血も1～2週間で自然軽快するので，今回の経過とも異なっていました。既往に関節リウマチもあることから，強膜炎やぶどう膜炎などが鑑別にあがるとよかったでしょう。非感染性強膜炎はステロイドによる治療が中心となるため，抗菌薬の点眼のみでは治癒しません[1]。

強膜炎の原因として多い自己免疫疾患

　強膜炎も眼球に充血が出現する疾患であり，感染性，非感染性に分けられますが，多くは非感染性です[1]。非感染性の7割近くは特発性ですが，原因を特定できた症例では自己免疫疾患が多く，強膜炎患者の2～4割に自己免疫疾患を認めます。非感染性強膜炎に対する治療としては，ステロイドの点眼や全身投与が主に用いられ，難治性のものに対しては生物学的製剤を使用する場合もあります。なかなか治癒しない充血や，経過の長い充血は，一般的な結膜炎ではなく何らかの原因疾患が隠れていることがあります。そのようなケースは眼科での細隙灯顕微鏡を用いた専門的な診察が有用となります。

引用文献
1) 田中理恵，他：強膜炎治療の進歩．医学のあゆみ，262：899-905，2017

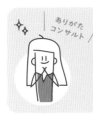

ありがた
コンサルト

β-D-グルカン高値です。
真菌性眼内炎の精査をお願いします！

眼科

 例えばこんなケース

▶ 28歳男性。急性骨髄性白血病に対して骨髄移植を行い入院していた。

▶ 自覚症状はなかったが，血液検査でβ-D-グルカンの上昇を認めた。

▶ 眼科で眼底検査を行ったところ，両眼底後極部を中心に小円形黄白色滲出斑を認め，真菌性眼内炎と診断された。

眼底検査すべき所見・主訴

　患者背景として易感染性，あるいは中心静脈カテーテル長期留置中の場合は内因性の真菌性眼内炎が発症しやすくなります[1]。中心静脈カテーテルや血液中からの真菌の検出，あるいは血清中β-D-グルカン値の顕著な上昇を認めれば，眼科的な訴え（羞明，飛蚊症，霧視など）の有無にかかわらず眼底検査が望まれます。治療は抗真菌薬の全身投与が基本となります。原因菌の多くはカンジダ属ですが，その他アスペルギルス属やフザリウム属が原因となり発症することもあります。

少なくとも2週間は眼底検査を継続する

　真菌性眼内炎は，悪性腫瘍，後天性免疫不全症候群，移植術後の免疫抑制状態，中心静脈栄養の挿入，バルーンカテーテル留置の患者で発症することが多いです。このような全身状態不良の患者が霧視や視力低下を訴えた際は，内因性の眼内炎を念頭に置く必要があります。また，初回の眼底検査で異常がなくても，週1回，少なくとも2週後までは眼底検査を行うことが推奨されます。抗真菌薬の投与は網脈絡膜病巣が瘢痕治癒するまでの継続が必要であり，全身状態の改善のみでは中止してはいけません。また，白血病などの血液疾患は眼底にロート斑などを認めることがあります。

17

眼
科

引用文献
1)　川上秀昭，他：臨床眼科，73：282-289，2019

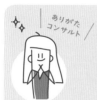

非結核性抗酸菌症の治療中なので
薬剤性視神経障害でしょうか？

眼科

例えばこんなケース

▶ 48歳女性。非結核性抗酸菌症に対し，呼吸器内科で約半年間治療をしていた。定期受診の際，両眼の視力低下を訴えたため，薬剤性の可能性を考え眼科にコンサルト。

▶ 眼科検査では，両眼の視力低下，中心フリッカー値の低下，静的視野検査で中心視野障害を認めた。

▶ エタンブトールによる薬剤性の視神経症が疑われたため，直ちに薬剤を中止にしたところ約3カ月後に改善傾向を認めた。

薬剤性視神経症は即時対応がその後の経過を左右する

　エタンブトール視神経症の治療としては早期発見と服用中止がカギになるため，初期症状をとらえることが肝心です[1]。今回は患者の訴えに対して，既往から薬剤性視神経症を想起したところが素晴らしかったです。発見が早かったため患者の視機能の改善にもつながりました。薬剤性の視神経障害や網膜障害を認めたときは，直ちに薬剤を中止することが望まれます。早期に薬剤を離脱できると，視神経障害の進行は止まり改善することがありますが，一方で，残念ながら改善しない症例もあります。

ハイリスク患者には定期的な眼科検査を

　糖尿病や高血圧などの動脈硬化がある高齢の患者では発症しやすいという報告[2]もあります。そのため，網膜視神経障害が生じる可能性のある薬剤使用中の患者には定期的な眼科受診を勧めましょう。エタンブトール視神経症は初期にはまず中心フリッカー値のみ低下していることもあるので，定期的な眼科検査では視力，色覚，視野検査，中心フリッカー値を交えながら検査を行うとよいでしょう。

引用文献
1)　門屋郁子，他：臨床眼科，67：1737-1742，2013
2)　金嶋良憲，他：あたらしい眼科，22：1439-1442，2005

Otorhinolaryngology

もったいない
コンサルト

めまいは中枢性さえ否定すればいいですよね！

耳鼻咽喉科

例えばこんなケース

▶ 脳梗塞の既往がある65歳男性がめまいを主訴に土曜日の夜に救急搬送された。

▶ 初療医は脳血管障害を疑い，CT，MRIを撮影したが，脳出血や脳梗塞は認めなかった。
中枢性めまいは否定的と判断。末梢性めまいとして入院させ，休み明けに耳鼻咽喉科医
にコンサルトした。

▶ 耳鼻咽喉科医の診察の結果，突発性難聴と診断された。

めまいがあるとより重症

　めまいはよくある主訴ですが，診察に苦手意識をもつ方も多いと思います。そのた
め，ついつい診察が疎かになり画像に頼りがちです。

　突発性難聴は耳鼻咽喉科領域の緊急疾患として有名ですが，突発性難聴の35.3％に
めまいを伴い，めまいを伴う場合は重症度が高く，予後も悪いという報告[1]がありま
す。しかしながら，突発性難聴にめまいを伴うことがあるというのは意外と知られて
いません。

蝸牛症状が鑑別に役立つ

　もちろん，めまいの患者を診察する際は中枢性めまいではないかと考え診察をする
ことが大切です。中枢性めまいが否定できれば，末梢性めまいの代表的疾患である良
性発作性頭位めまい症やメニエール病，前庭神経炎を念頭において診察を行います。
この際にめまいの持続時間，難聴や耳鳴りなどの蝸牛症状を伴っていないかを確認す
ると鑑別に役立ちます（**表1**）。

　なお，これらの疾患で難聴を伴うのはメニエール病だけです。メニエール病は聴覚

表1　回転性めまいの鑑別

	良性発作性 頭位めまい症	メニエール病	前庭神経炎
持続時間	数秒〜数分	30分〜数時間	1日〜数日
耳性随伴症状 （耳鳴，耳閉感，難聴）	なし	あり（ないことも）	なし

18

耳鼻咽喉科

症状を伴うめまいを反復する疾患とされており，初回発作では突発性難聴かメニエール病かの鑑別は困難です。耳鼻咽喉科以外での詳細な聴力検査は難しいと思いますが，少なくとも，問診で難聴などの蝸牛症状の有無について確認するのを心がけてください。

（引用文献）
1) Kitoh R, et al : Acta Otolaryngol, 137（Suppl.565）: S8-S16, 2017［PMID : 28394652］

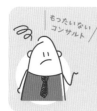

もったいないコンサルト

中耳炎だったので
点耳薬を処方しておきました！

耳鼻咽喉科

例えばこんなケース

▶ 右耳が痛い8歳の男の子が夜間の救急外来を受診した。

▶ 初療医は耳鏡にて診察し中耳炎と診断。解熱鎮痛薬に加え，点耳薬を処方し，翌日耳鼻咽喉科紹介とした。

▶ 耳鼻咽喉科医より，「中耳炎に点耳薬は不要だよ」と指摘された。

届かなければ意味がない

　中耳炎の炎症の主体は中耳腔です。鼓膜穿孔がない限り，点耳を行っても薬剤は中耳腔に到達しないため意味がありません。点耳薬が適応となる疾患は外耳道炎で，同じく耳痛を認めます。外耳道の発赤，腫脹を認めますが，耳介の牽引によって耳痛が増強するというのが，中耳炎との鑑別点として知られています。

迷ったら鎮痛薬&紹介でOK

　急性中耳炎の治療は，「小児急性中耳炎診療ガイドライン2018年版」[1]では，年齢や発熱の有無，鼓膜所見などでスコアリング化して治療方針を決め，中等症以上で抗菌薬を処方することとなっています。しかしながら，非専門医の先生が鼓膜所見を正確に判断するのは困難だと思います。夜間救急では，翌日耳鼻咽喉科受診可能であれば，痛みに対する解熱鎮痛薬のみ処方していただければよいかと思います。

（引用文献）
1) 日本耳科学会，他・編：小児急性中耳炎診療ガイドライン2018年版，金原出版，2018

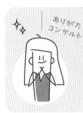

ありがた
コンサルト

突発性難聴を疑ったのですが，診察すると耳垢が詰まっていただけでした！

耳鼻咽喉科

例えばこんなケース

▶ 急に右耳が聞こえなくなったという症状で80歳の男性が救急外来を受診した。

▶ 病歴で突発性難聴が疑われたため，初療医はすぐに耳鼻咽喉科に連絡しようとしたが，その前に鼓膜を観察すると右耳に耳垢が詰まっており（図1），除去すると症状が改善した。

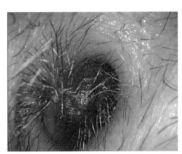

図1　耳垢栓塞
〔北九州総合病院耳鼻咽喉科・頭頸部外科 宗謙次先生よりご提供〕

18

耳鼻咽喉科

視診で診断できる難聴「耳垢栓塞」

　急に耳が聞こえなくなる疾患の代表例は突発性難聴で，耳鼻咽喉科領域の緊急疾患の一つとされています。そのため，すぐに耳鼻咽喉科に紹介したくなりますが，今回のように，耳垢が詰まって（耳垢栓塞）聞こえが悪くなる人もいます。耳垢栓塞は比較的わかりやすいので，紹介する前に耳を観察してもらえるのは助かります。

　ちなみに，音叉を用いる簡易的な聴力検査法としてWeber検査やRinne検査があり，感音性難聴と伝音性難聴の鑑別に用います。突発性難聴は感音性難聴，耳垢栓塞は伝音難聴なので，この検査を行うと診断に役立つと思います。

でもこんなときはご紹介ください！

　耳垢を除去しようとしても除去困難な場合や，耳垢を除去しても難聴が残存する場合は，無理せず耳鼻咽喉科へ紹介してください。

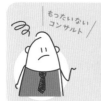

もったいない
コンサルト

耳の中の異物を取ろうしたのですが，奥に入ってしまって取れなくなりました……

耳鼻咽喉科

例えばこんなケース

▶ 左耳におもちゃを入れて取れないという4歳の男の子が，夜の救急外来を受診した。

▶ 初療医が観察すると，外耳道にBB弾がはまりこんでいるのを認めた。鑷子を用いて除去しようとしたが，うまくつかめず，どんどん奥のほうに入ってしまった。その後も頑張って除去しようとしたが，患児は痛みのために暴れ，外耳道からも出血したために，耳鼻咽喉科医にコンサルトした。

▶ 耳鼻咽喉科医が診察すると，異物は奥に嵌頓しており，患児の体動も激しく，摘出困難と判断し全身麻酔下で除去することとなった。

無理はしなくていいんです

　外耳道異物は子どもに多い疾患です。自分で耳に入れてしまい，取ろうとしても奥に入って取れなくなってしまい救急外来を受診することが多いです。

　外耳道異物の除去では，大前提として無理をしないことを意識する必要があります。無理して除去しようとして患児に恐怖心を植え付けると，コンサルトされた耳鼻咽喉科医も診察する際に非常に苦慮します。また，今回のように奥に入り込んでしまうと，耳鼻咽喉科医でも摘出困難で，全身麻酔による処置が必要になることがあります。

　頑張って救急外来で除去しようとした初療医の先生の心意気は素晴らしいです。ただ，対応を誤ると，外来処置だけで済むはずが，全身麻酔下の処置が必要になってしまうこともあるので，いつコンサルトするかが重要になります。

球形・ボタン型電池は要注意

　まずは異物によって対応が異なることを認識する必要があります。例えば球形の異物は，鑷子でつかもうとしても滑って奥に入ってしまい，さらに取りにくくなります。このような場合は，最初から吸引法などを用いて除去を試みます。

　外耳道異物は，ボタン型電池や昆虫など，刺激性のものでなければ基本的に緊急性はありませんので，簡単に除去できないようであれば無理せず，後日耳鼻咽喉科紹介でいいと思います。もちろんボタン型電池などであれば緊急性がありますので，その際はすぐに耳鼻咽喉科へのコンサルトをお願いします。

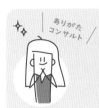

ベル麻痺かと思ったのですが，
口腔内に水疱を認めました！

耳鼻咽喉科

例えばこんなケース

▶ 急に左の顔が動かしにくくなって，飲み物が口から漏れるという65歳女性が救急外来を受診した。

▶ 初療医は顔面神経麻痺以外の神経症状がないことなどから末梢性顔面神経麻痺を疑った。耳介の発赤や皮疹などは認めなかったが，口腔内を観察すると患側の口腔咽頭にのみ粘膜疹を認め，ハント症候群疑いにて耳鼻咽喉科紹介とした。

顔面神経麻痺の鑑別ポイント

　顔面神経麻痺は，まずは緊急性がある中枢性の顔面神経麻痺でないかどうかを判断することが大事です。

　次に，末梢性顔面神経麻痺が疑われた場合，ベル麻痺かハント症候群かを鑑別します。ハント症候群は水痘・帯状疱疹ウイルスの再活性化が原因と考えられており，ベル麻痺より予後不良といわれています。鑑別点として，ハント症候群は耳介の発赤や皮疹を認める以外に，見逃しやすい所見として口腔内に粘膜疹を認めることがあります。ハント症候群のそのほかの症状として，めまいや難聴，耳痛を伴うことがあるため，診察の際に併せて確認しましょう。

耳下腺腫瘍は見落としが怖い

　そのほか，顔面神経麻痺の原因として見落としがちなのが，耳下腺腫瘍です。特に，顔面神経麻痺を伴う耳下腺腫瘍は悪性を疑うといわれていますので，注意して診察してください。

18
耳鼻咽喉科

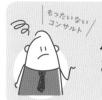

片方の鼻からだけ鼻汁が出ている子どもに,とりあえず抗ヒスタミン薬を出しておきました

耳鼻咽喉科

例えばこんなケース

▶ 左の鼻からくさい鼻汁が出るという3歳の男の子が夕方の救急外来を受診した。

▶ 初療医は発熱や咳などの感冒症状がないことを確認し,アレルギー性鼻炎と診断。抗ヒスタミン薬を処方し,症状が持続するようなら,平日日中の耳鼻咽喉科を受診するように保護者に説明した。

▶ 男の子は,症状が持続するとのことで後日耳鼻咽喉科を受診した。耳鼻咽喉科医が鼻鏡で診察したところ,左鼻腔に異物(小石)を認めた(図1)。

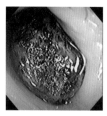

図1 左鼻腔の異物
〔ひろ耳鼻咽喉科 梅木寛先生よりご提供〕

アレルギー性鼻炎で片側性……?

　鼻汁はよくある症状で,感冒やアレルギー性鼻炎が原因のことが多いです。ただ,アレルギー性鼻炎の場合は水様性鼻汁であり,悪臭を伴うことはありません。感冒やアレルギー性鼻炎の鼻汁は両側性のことが多く,片側性というのは一般的ではありません。片側性の原因としては,腫瘍性や,歯性上顎洞炎,上顎洞真菌症などがありますが,子どもに多いのは鼻腔異物です。

　子どもは自分で鼻に異物を挿入することがあり,そのまま放置すると,そこに感染を起こして片側性の膿性鼻汁を来すことがあります。そのため,そのような症状で来た子どもの場合には鼻腔異物を疑って,可能であれば鼻鏡で観察することが大事です。

鼻腔異物もボタン型電池なら即コンサルト

　もしもボタン型電池なら緊急性があるので,すぐに耳鼻咽喉科にコンサルトしてください。また,鼻腔異物の場合,摘出しようとして奥に押し込むと,気道異物となる可能性があるので,摘出困難な場合も無理せず耳鼻咽喉科にコンサルトしてください。

ありがた
コンサルト

喉は腫れていないのですが，
すごく痛がってきつそうなので相談しました

耳鼻咽喉科

例えばこんなケース

▶ 43歳の男性が，喉が痛いといって深夜1時に救急外来を受診した。

▶ 初療医は咽頭を観察したが，口蓋扁桃の発赤や腫脹，白苔の付着は認めなかった。SpO_2 低下などは認めなかったが，会話をするのも困難で，流涎もあり，息苦しさもあるとのことで，夜間ではあるが耳鼻咽喉科医にコンサルトした。

▶ 耳鼻咽喉科医が喉頭ファイバーにて観察すると喉頭蓋の腫脹，発赤を認め，急性喉頭蓋炎と診断。緊急気管切開を行い，入院となった。

少しでも疑ったらコンサルト

　急性喉頭蓋炎は耳鼻咽喉科領域で一番の緊急疾患だと思います。しかしながら，この疾患は炎症の主体が喉頭蓋であり，中咽頭所見に乏しいということがしばしばあります。そのため，すごく喉が痛いという訴えがあるにもかかわらず所見に乏しいときは，喉頭蓋炎を疑ってください。なお，頸部軟線X線の側面像も診断の参考になりますが，自信がない場合は即座にコンサルトすべきだと思います。

ほかにも鑑別したい致死的な疾患

　咽頭所見に乏しい咽頭痛としては，石灰沈着性頸長筋腱炎などがありますが，致死的疾患である急性冠症候群も関連痛として咽頭痛を来すことがあります。咽頭痛のみを主訴に受診するケースもあり[1]，疑えば心電図検査などを行いましょう。

18
耳鼻咽喉科

引用文献
1）　小西ひろみ，他：耳鼻臨床，97：829-832，2004

Dermatology

もったいない
コンサルト

小児アトピー性皮膚炎に
NSAIDs外用剤を処方しました！

皮膚科

例えばこんなケース

▶ 11歳女児。幼い頃からアトピー性皮膚炎に罹患している。最近皮膚症状は落ち着いていたが，4日前より顔面の症状が突然悪化し，紅斑および鱗屑とともに小水疱も出現した。母親自身が自らの疾患のため昨日皮膚科を受診したとのことだが，そこが本日休診であり，本日患児もついでに母親とともに来院した。

▶ 顔面に比較し，体幹など他の部位は軽度の紅斑がみられるのみである。接触皮膚炎を否定するため問診したが，そのようなエピソードはない。

▶ 母親はステロイド外用剤による副作用出現を心配している。その意見も尊重し，非ステロイド性抗炎症薬（NSAIDs）外用剤を処方した。

疑ってほしかったもう一つの疾患

すでにアトピー性皮膚炎と診断されている女児です。顔面の皮膚症状が突然悪化しており，小水疱の存在などは湿疹病変の悪化所見としてよく知られています。また，いまだにステロイド外用剤を拒否する患者は少なくなく，対応に苦慮します。提示例では，特に顔面の皮疹が悪化しており，体幹の皮疹はさほど高度な病変でないことから，母親の希望も含めてNSAIDs外用剤を処方しています。

まず，アトピー性皮膚炎の悪化因子を考えましょう。今回は，最も多い悪化因子である接触皮膚炎を考えており，これは評価できる点です。ただ，炎症性皮膚疾患で一部分のみが悪化した場合，考えるべきは接触皮膚炎と皮膚表在性感染症の2つです。この症例では小水疱がみられており，カポジ水痘様発疹症を考えなければなりません。この疾患は，アトピー性皮膚炎によってバリア機能が低下した部分に単純ヘルペスウイルスが播種することで発症します。母親が昨日皮膚科を受診しており，単純ヘルペスであったかどうかは大いに参考になります。

安易にNSAIDs外用剤を使うべきでない理由

皮膚への局所副作用は，ステロイド外用剤の局所副作用に比べ，実はNSAIDs外用剤のほうが問題となります。治療後の色素沈着はNSAIDsによる副作用として知られています。診断が確定できない場合の外用療法は亜鉛華軟膏などの古典的外用剤を使

用し，皮膚科専門医へ受診させるのがいいでしょう[1]。もし，本症の確定診断がついたら，すぐに抗ウイルス薬を処方していただいてかまいません。最近では，イムノクロマト法キット（デルマクイック®HSV）が使用可能となり確定診断が容易となりました。

引用文献
1）　安部正敏：ジェネラリストのためのこれだけは押さえておきたい皮膚外用療法，医学書院，2023

ニキビ患者だったので，抗菌薬を処方しました！

皮膚科

例えばこんなケース

▶ 19歳女性。中学生の頃から尋常性ざ瘡に罹患している。これまでは落ち着いており市販の外用剤を使用していたが，最近悪化したとのこと。インターネットの情報で，ニキビには抗菌薬が有効と知り，処方を希望して来院した。

▶ 顔面に黄白色調の毛包一致性の面皰とともに，淡黄色調の小瘢痕が多発している。

▶ セフェム系抗菌薬を3日分処方し，その後は皮膚科専門医への受診を指導した。

抗菌薬がいるとき，いらないとき

　尋常性ざ瘡は極めてありふれた疾患です。その基本治療は外用療法ですが，皮疹が悪化した場合一時的に抗菌薬内服を選択することもあり，それ自体は間違いではありません。ただし，まず皮疹のアセスメントと評価が必要です。今回の症例は黄白色調の毛包一致性の面皰とともに，淡黄色調の小瘢痕が多発しています。紅色の丘疹や膿疱が主体ではないようです。このような場合，抗菌薬内服は必要ない症例が多く，せいぜい外用療法にとどめておきたいところです。また，患者の情報も鵜呑みにしてはいけません。最近悪化したと感じているのは，単に炎症を伴わない初期の白色面皰が多発しただけであることも多く，さらにインターネットの情報の受け売りをしているだけという可能性もあります。

　尋常性ざ瘡治療において抗菌薬を内服する場合，抗菌作用ではなく抗炎症作用を期待してマクロライド系やテトラサイクリン系抗菌薬を使用することが多いことも特徴

19
皮膚科

です。

　重症度の判定に迷う場合には，まず尋常性ざ瘡に保険適用のある外用剤を処方のう
え，皮膚科専門医へ受診させるのがよいでしょう。最近の尋常性ざ瘡治療薬は抗菌薬
だけでなく，アダパレンや過酸化ベンゾイルを主薬とする外用剤が使用可能となり有
用です[1]。これらは抗菌薬ではないため耐性菌誘導の心配もなく，この症例のような
面皰に対して有効です。使用を継続することで尋常性ざ瘡による瘢痕が改善すること
も期待できます。

　もちろん，これらの処方が困難であれば，従来から存在する外用抗菌薬を処方のう
え，皮膚科専門医へコンサルトするのもよいでしょう。今回は内服抗菌薬を短期間に
とどめたうえで皮膚科専門医への受診を促しており，その点はとても良い判断です。

【引用文献】
1）　安部正敏：ジェネラリストのためのこれだけは押さえておきたい皮膚外用療法. 医学書院, 2023

ありがた
コンサルト

高齢者の瘙痒に対し，皮疹がなかったので 保湿剤を処方しました！

皮膚科

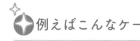例えばこんなケース

▶ 71歳女性。慢性胃炎で通院中。最近全身に強い瘙痒を感じるという。診察すると，皮疹
　はまったくみられず，わずかに掻破痕がみられるのみである。
▶ 本人に膨疹の有無を問うが，これまで皮膚に明らかな皮疹はみられていないという。服
　薬歴も詳細に確認したが，最近追加・変更した薬剤はない。
▶ 患者が外用剤処方を希望するため，保湿剤を処方した。

　高齢者に多い皮膚瘙痒症です。本症は皮膚に皮疹がみられないにもかかわらず強い
瘙痒を訴え，時に二次的な掻破痕などがみられます。糖尿病などの基礎疾患を有する
場合もあります。皮膚症状がないと，時に高齢者では心理的要因と誤解され，放置さ

れる場合もあり残念なことです。

　鑑別すべきは蕁麻疹です。膨疹は数時間であとかたもなく消失してしまうため，診察した際には皮疹が何もない場合も多いですが，きちんと膨疹の有無を確認している点は高評価です。また，同様に薬疹の可能性を考えるのも素晴らしいことです。薬疹は常に考えておくべきであり，ある時点で感作されるため長期に内服しているだけで否定されるものではありません。ただし，瘙痒を生ずる薬剤はそれほど多くないのも事実です。

　皮膚瘙痒症の原因は，目視できない程度のミクロレベルでの乾燥と考えられているため，保湿剤の使用は理にかなっています。使用すべきステロイド外用剤のレベルがわからない場合には，のちの診療に影響しない投薬は大変ありがたいものです。保湿剤は白色ワセリンや亜鉛華軟膏などでもいいですが，これらは基剤のみの効果（これをエモリエント効果といいます）であるため，保湿機能（モイスチャライザー効果といいます）のある配合剤を有する薬剤[1]，例えばヒルドイド®ソフト軟膏などを選択するとよいでしょう。

もし疥癬ならステロイドはNG

　高齢者に好発する瘙痒を有する疾患は多々ありますが，疥癬などは集団発生し大きな問題となります。手掌や外陰部などに皮疹が限局する場合もありますので注意深い観察が必要です。保湿剤の処方が疥癬を悪化させることはありませんが，ステロイド外用剤を使用するとたちまち増悪しますので要注意！

引用文献
1)　安部正敏：ジェネラリストのためのこれだけは押さえておきたい皮膚外用療法，医学書院，2023

もっと知りたい！

From：Webアンケート
Question：あなたが経験した「もったいないコンサルト」を教えてください

抗GAD抗体で予後予測

　糖尿病初診時には抗GAD抗体を測定してほしいです。緩徐進行1型糖尿病と2型糖尿病は経過が似かよる場合がありますが，治療方針も患者教育も異なります。抗体価である程度1型糖尿病のインスリン分泌能の予後予測ができますが，インスリンが枯渇したあとは抗GAD抗体が陰性になっていることもあるため，遅くに紹介されますと1型かどうかの診断がつけられないこともしばしばです。

（43歳女性，内分泌糖尿病内科医）

19
皮膚科

顔面の湿疹です。腫瘍の可能性が低いので，ステロイド外用剤でいいですよね？

例えばこんなケース

▶ 75歳男性。本態性高血圧で通院中。顔面に境界不明瞭，小豆大までの淡紅色調の紅斑あり。表面に鱗屑を付す。特に自覚症状はない。

▶ 本人は，無症状であるが皮疹が気になるので軟膏処方を希望している。

▶ よく観察すると同様の皮疹が顔面の他の部位に2カ所みられたので，皮膚腫瘍の可能性は低く，湿疹と考え弱いレベルのステロイド外用剤を処方した。

多発する前がん病変「日光角化症」

　高齢者の顔面にはさまざまな皮膚病変が生じます。当然，皮膚腫瘍を念頭に置いて診療すべきです。提示例では，皮疹が多発していることから皮膚腫瘍を否定的に考えていますが，ここが大変もったいないところです。むやみやたらにステロイド外用剤を処方するのは論外ですが，もう少し考えを進めて湿疹かどうかをいま一度考えるとよいでしょう。高齢者の顔面に好発する疾患として日光角化症という疾患があります。文字どおり紫外線曝露による皮膚疾患で前がん病変として，おおむね10％程度が有棘細胞がんに移行します。皮膚腫瘍ですが，紫外線曝露によるので多発する場合も多く，さらに臨床所見は紅斑や鱗屑が主体なので湿疹様にみえるのが注意点です。

痒みがなければ湿疹ではない

　まず，何もせずに皮膚科専門医に紹介いただいてかまいません。ただし，皮膚科専門医へのアクセスが困難な場合には，いま一度湿疹かどうかをしっかり考えましょう。湿疹はありふれた皮膚疾患ですが，その診断には当然根拠があります。湿疹とは，①多様性，②点状状態，③瘙痒の3要素を満たすものです[1]。多様性とは紅斑や漿液性丘疹など多彩な皮疹が混在すること，点状状態はそれらの皮疹は極めて小型で集簇することにより皮疹を形成すること，瘙痒は文字どおり痒みです。提示例では自覚症状がないことに注意します。この時点で湿疹ではない可能性を考えるとよいでしょう。また，患者に紫外線曝露歴を問うとよいでしょう。屋外労働者であれば日光角化症の可能性も高くなります。

ステロイドは症状をマスキングしてしまう

　治療としてステロイド外用剤を処方したのももったいない行為です。当然のことながら，ステロイドは炎症症状を抑えてしまうので臨床所見が変化してしまい，場合によっては患者が治癒したと誤解する場合もあります。さらに，局所免疫も抑えて腫瘍免疫を低下させるため，日光角化症が悪化する可能性も高くなります。

引用文献
1) 安部正敏：ジェネラリストのためのこれだけは押さえておきたい皮膚疾患. 医学書院, 2016

糖尿病患者で爪水虫疑いです。抗真菌薬を処方しました！

皮膚科

例えばこんなケース

▶ 68歳男性。2型糖尿病で通院中。足の爪病変の訴えがあった。本人に自覚症状はないが，家族にも水虫があると話していた。

▶ 初療医は，両側すべての足爪に白色変化がみられることから，早急に治療を開始すべきと考えた。糖尿病はさまざまな皮膚トラブルが起きるため，臨床所見から爪白癬と判断し，外用抗真菌薬を処方した。

19
皮膚科

"すべての足爪に病変"は爪白癬らしくない

　糖尿病患者を含め，爪病変を即座に表在性皮膚真菌感染症と判断するのは早計です。何事にも鑑別が必要です。まず，表在性皮膚真菌感染症であれば，感染足趾に限定して皮膚病変がみられる場合も多く，全部の足爪に変化があるのであればむしろ他の疾患を考えるべきです。例えば爪甲鉤彎症は高齢者に比較的多くみられ，すべての足趾が侵されるため，今回の臨床所見に合致します。また他の炎症性皮膚疾患，例えば尋常性乾癬や扁平苔癬でも爪病変はみられ，すべての足趾にみられることも多いでしょう。

手に同じ所見があるか？

　まず，何もせずに皮膚科専門医に紹介いただいてかまいません。ただし，皮膚科専

門医へのアクセスが困難な場合には，臨床所見から可能性のある疾患を考えるべきです。この症例では手の爪甲を観察しましょう。尋常性乾癬や扁平苔癬では足爪と同様に手の爪に変化が起こることが多いのです。また，診断に自信がない場合にはまず爪切りなどフットケアで経過を観察するのも良い方法です。爪白癬については，真菌顕微鏡による検査ができない場合でもイムノクロマト法キット（デルマクイック®爪白癬）が使用可能となり確定診断が容易となりました。ただし，本法を使用する場合，真菌顕微鏡検査を実施できない理由を診療報酬明細書の摘要欄に記載しなければなりません[1]。

確診前の抗真菌薬はNG

　もし爪白癬であったとしても，一部爪甲を採取し，水酸化カリウムを用いた真菌顕微鏡検査を行って確定診断をつけてから抗真菌薬は用いるべきです。仮にこの症例が治療を続けても難治であった場合，その時点で紹介された専門医が改めて行った真菌顕微鏡検査で陰性であっても，もともとの診断が異なっているのか，あるいは抗真菌薬を使用したためかわからなくなってしまいます。さらに，爪白癬の場合，その臨床型によっては外用療法よりむしろ内服療法を選択しなければ治癒が望めない例もあるため，治療は慎重になるべきです。

引用文献
1）　厚生労働省：「検査料の点数の取扱いについて」（令和4年1月31日保医発0131第3号）

もっと知りたい！

From：Webアンケート
Question：あなたが経験した「もったいないコンサルト」を教えてください

事前のPHS連絡に拍手！

　採血や髄液の検査オーダー前に相談してもらえていれば保存検体を採取できたであろう事例はよく経験します。また，別の検査で病院を受診する際のスケジュールなど事前に教えてくれていたら，患者さんの負担にならないようにこちらの予約も一緒に取ることができたのに，と思ったこともあります。

　一方，紹介を迷う前に，PHSで"簡単に"相談してくださったときは非常にありがたかったです。そうすることで，紹介前に紹介元の先生の外来で先に検査をしてもらえたり，医師が行わなければならない検査ができる日程に外来予約を合わせたりすることができ，患者さんにとってもスムーズに事が運びました。

（43歳男性，脳神経内科医・研究者）

Palliative Care

もったいない
コンサルト

麻薬の増量に抵抗があるようなので説得してもらえませんか？

緩和医療科

例えばこんなケース

▶ 50代女性。右乳がん術後，全身骨転移でホルモン療法中。L1椎体への緩和的放射線治療目的で入院している。

▶ オキシコドン120mg／日を内服しているが，腰部痛は安静時NRS 5/体動時NRS 8の疼痛がある。なんとかトイレまでは自力で行けている。嘔気，眠気，便秘はない。主治医はオキシコドンの増量を提案しているが，患者は「麻薬を増やしても痛みが良くならない」と増量を拒否。緩和ケアチームに，本人を説得する方法について相談があった。

医療者と患者の認識がずれている？

　明らかな副作用が出ておらず，オピオイドの増量を検討するケースではあるでしょう。しかし，「説得」ではなく，「合意」に至るよう努めるべきです。本人は現在のオキシコドンについてどのような印象をもっているでしょうか？　医療者側はオキシコドンを開始したことでトイレに行けるまでになったのだから，オキシコドンの効果は得られていると考えたとしても，本人の目標はもっと高いところにあり，いまの薬を増やした程度ではその目標は叶わないと考えているかもしれません。

「痛みがなくなったら何をしたいですか？」

　痛みの治療において最も重要なことは，痛みを取り除くことではなく，「痛みにより何ができなくて困っているのか？」に焦点を当てることです。聞けば「主人と娘のお弁当を作りたい。30分くらいは台所に立っていられるくらいにしてほしい」という目標がありました。痛みの指標としてnumerical rating scale（NRS）は参考になりますが，その数字を尋ねるだけでなく，「いくつくらいになると，あなたがいまやりたいと思っている○○ができそうでしょうか？」という問いかけをするとよいでしょう。

　生活上の具体的な目標を共有したうえで，補助的にNRSを使用し，本人の疼痛治療への意欲を高めていきましょう。患者に，「薬は飲まされるもの」という意識を抱かせないことが大切です。本ケースは，「薬が増えていく一方」という患者の不安もありました。放射線治療の効果によりオピオイドは減量できることが多いことを説明すると，オキシコドンの増量に合意してもらうことができました。

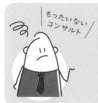

もったいない
コンサルト

腫瘍熱だと思うので
ナプロキセンでいいでしょうか?

緩和医療科

例えばこんなケース

▶ 57歳女性。膵臓がん肝転移。化学療法のため治療前日に入院した。入院時より38℃前後
の発熱が続いている。数日前から発熱と倦怠感があるという。

▶ 入院時の血液検査ではCRPは10mg/dL程度であり,2週間前に外来で行った検査結果と
ほぼ変化はなかった。主治医は腫瘍熱と考え,NSAIDsのなかでもlong-actingなナプロ
キセン(ナイキサン®)の投与を考え,緩和ケアチームにコンサルトした。

腫瘍熱はあくまで除外診断

がん患者の発熱の頻度は70%と高く[1],腫瘍熱と思われる患者にはしばしば出会い
ます。腫瘍熱に対する治療としてlong-actingなNSAIDsを使用することも多いですが,
腫瘍熱は基本的に除外診断であり,まず病態の検討が必要です。

まずは感染症の可能性を疑うべし!

がん患者,それも化学療法中の患者は易感染性であり,適切な治療をしなければ致
命的になる可能性があるので,発熱があればまずは感染症を考えます。ただし,血液
検査で感染症の診断はできません。重要なのは症状と経過です。感染症では悪寒・戦
慄,せん妄,ADL低下が生じやすく,細菌感染症であれば罹患臓器における局所症状
が出現します。

本ケースでは,強い倦怠感(見た目もいわゆるsickな感じ)があり,聞けば寒気が
あったとのことでした。上腹部の鈍痛も認めており,画像所見と併せて胆道感染症と
判断しました。がん患者の発熱はまず感染症を考え,バイタルサインによってはエン
ピリックに治療を開始する必要があります。

引用文献
1) Browder AA, et al : Ann Intern Med, 55 : 932-942, 1961 [PMID : 13873560]

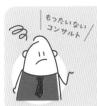

もったいない
コンサルト

疼痛コントロール不良なので
オピオイド静注を開始しました！

緩和医療科

例えばこんなケース

▶ 70代男性。膵臓がん。化学療法目的で通院していたが，背部痛が増強し，体動困難となり夜間に緊急入院した。外来通院中は主科からトラマドール300mg/日が処方されていた。

▶ 膵臓がんによる内臓痛と考えられる背部痛が強く，内服困難と当直医が判断し，オキシコドン注30mg/日の持続皮下投与を開始した。翌朝に緩和ケアチームにコンサルトあり。

▶ 緩和ケアチームの診察時，患者は非常に眠気が強く，呼びかけには開眼するも，話しながら閉眼してしまう状態であった。

そもそも，内服していたのか？

　オピオイドが内服困難な場合に速やかに疼痛を緩和する方法はオピオイドの持続注射です。院内のオピオイド換算表を参考にし，オピオイドの持続皮下注をすぐに開始したことは良いのですが，この患者はオピオイド過量投与による傾眠となってしまいました。

　疼痛評価をする場合に重要なことは，「どの鎮痛薬がどれだけ処方されているか？」だけではなく，「その薬を確実に飲んでいるか？」です。痛み止めは痛いときだけ飲めばよいと考えている患者もいます。基本中の基本ですが，患者の内服アドヒアランスをきちんと確認しないと大きな落とし穴にはまることがあります。

トラマドールが効きづらいケースも

　またトラマドールはCYP2D6により代謝されますが，日本人の20〜40％はCYP2D6の活性が低く，トラマドールの鎮痛効果が発揮されにくいとされています[1]。トラマドールの効果が得られないまま，漫然と増量されていったケースでないかという視点をもち，問診で確認する必要があります。

20

緩和医療科

引用文献
1）　日本緩和医療学会・編：がん疼痛の薬物療法に関するガイドライン2020年版，金原出版，p61，2020

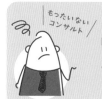

もったいない
コンサルト

呼吸が苦しそうなので，モルヒネ注射を開始しました！

緩和医療科

例えばこんなケース

▶ 57歳女性。子宮頸がん，肺転移・多発リンパ節転移。手術，化学療法を行ったがbest supportive care（BSC）の方針となっている。

▶ 安静時の呼吸困難が出現し緊急入院となった。呼吸数は30回/分でSpO₂ 92％であった。胸部X線検査で明らかな胸水を認めなかった。

▶ 酸素吸入を開始し，呼吸数は20回/分でSpO₂ 97％と改善したが，安静時の呼吸困難のNRSは5であり，主治医がモルヒネ10mg/日持続皮下注を開始し，緩和ケアチームにコンサルトした。

内服薬による様子見で十分な理由

呼吸困難に対してモルヒネの効果があることは証明されています[1]。しかしながら，ここでモルヒネ持続注射がベストだったのでしょうか？

まずは呼吸困難の原因を評価しましょう。そして体の安静が保て，心の平静が保てるような入院環境の整備とケアが必要です。なぜなら，緊急入院の直後に不安がない患者はおらず，不安は呼吸困難と関連するからです。入院するなり酸素に持続静注にと，複数のルートにつながれたら，不安が強くなるかもしれません。モルヒネは有効ですが，いきなり持続投与ではなく，まずはオプソ®（5mg）0.5〜1P/回の頓用内服で効果を評価してもよかったでしょう。

介入前のNRS評価はありがたい

頻呼吸のある呼吸困難に対し速やかに酸素療法を開始したことは評価できます。実際に，呼吸数とSpO₂は速やかに改善がみられました。また呼吸困難に対してNRSを尋ねたことも非常に良いです。NRSは痛みだけでなく，呼吸困難，嘔気，腹部膨満感など他覚的指標のない本人の自覚症状に対して，治療の前に尋ねる必要があります。そうでなければ介入の効果判定ができないからです。

引用文献
1) 日本緩和医療学会緩和医療ガイドライン委員会・編：がん患者の呼吸器症状の緩和に関するガイドライン2016年版 第2版. 金原出版，pp66-67，2016

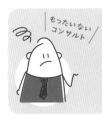

咳嗽がつらそうなので,
コデインを追加しました!

緩和医療科

例えばこんなケース

- ▶ 73歳女性。肺腺がん,がん性胸膜炎。
- ▶ 外来で化学療法を継続していたが,呼吸困難が増強し,緊急入院。左胸水貯留を認め,胸腔ドレナージを施行した。左側胸部の痛みに対してMSコンチン®40mg/日を内服し,NRS 5程度である。
- ▶ 回診中に咳嗽が多くみられたことより,主治医がコデインリン酸塩1％を6g/日(コデインとして60mg/日)を追加し,緩和ケアチームにコンサルトがあった。

モルヒネ＋コデインでは意味がない

　本人からの訴えはなかったものの,入院中の咳嗽は,その症状のみならず,周囲へ迷惑をかけているという思いから患者本人にとって非常にストレスフルであると想像されます。そこに配慮し,咳嗽への対応を行い,緩和ケアチームにコンサルトを行ったところは評価できます。しかし,処方したコデインはプロドラッグであり,10％が肝臓で脱メチル化されモルヒネとなることで薬理効果が出ます。つまり,モルヒネにコデインを上乗せする意味はありません。また日本人の20〜40％はコデインからモルヒネに変換するCYP2D6活性が低く,鎮痛効果が得られにくいです。

咳嗽の原因によって処方は変わる

　まずは咳嗽の原因を評価します。がん性胸水による咳嗽と考えられますが,肺実質や気管支への腫瘍の浸潤,がん性リンパ管症,慢性閉塞性肺疾患(COPD)や気管支喘息の合併などもあるかもしれません。
　原因を踏まえたうえで,薬物療法としては非オピオイド性の中枢性鎮咳薬デキストロメトルファン(メジコン®)や末梢性鎮咳薬クロモグリク酸ナトリウム(インタール®),気管支拡張薬やステロイドの使用を検討してもよいかもしれません。

参考文献
・日本緩和医療学会緩和医療ガイドライン委員会・編:がん患者の呼吸器症状の緩和に関するガイドライン2016年版 第2版. 金原出版,2016

20
緩和医療科

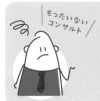

もったいない
コンサルト

嘔気に対してオランザピンを開始しておきました！

緩和医療科

例えばこんなケース

▶ 40代女性。乳がん術後，腰椎転移再発。ホルモン療法中。

▶ 腰痛に対して1週間前からオキシコドン20mg/日を開始し，現在40mg/日まで増量しNRS 5（安静時）である。ロキソプロフェン180mg/日も内服している。本日より放射線治療を開始した。

▶ 嘔気の訴えがあり，主治医が原因を検討したが，脳神経症状，オピオイドの副作用，高カルシウム血症，放射線性宿酔は否定的だった。このため，オランザピン2.5mg/日眠前を開始したが，効果が得られず，緩和ケアチームにコンサルトした。

嘔気の原因を検討したのはよかったが……

　がん患者の嘔気の原因としては，大脳皮質，前庭器，化学受容体引金帯，末梢の4つの経路があると考えられており，これらの経路にはさまざまな神経伝達物質（ドパミン，セロトニン，ムスカリン，ヒスタミン，ニューロキニン）とその受容体が関与しています。原因が明らかでない場合や，複合的な原因の嘔気に対しては，複数の受容体に拮抗作用をもつオランザピンなどの第二世代抗精神病薬が有効な場合もありますが，このケースには大きな見落としがあります。

嘔気の訴えで鑑別したい2疾患

　嘔気があれば，まずは消化管閉塞の除外が必要です。嘔吐，疝痛，腹部膨満感の症状を評価し，必要ならばX線，超音波，CTの画像検査を行います。次に行うのは便秘の評価です。がん患者，入院生活，オピオイド内服は，便秘を起こすリスク因子となります。年代的にも羞恥心から自ら排便状況を伝えてくれないこともあります。まずは便秘を除外するところから始めましょう。嘔気の訴えを聞いたら，腹部診察を怠らないようにしてください。

参考文献
・日本緩和医療学会ガイドライン統括委員会・編：がん患者の消化器症状の緩和に関するガイドライン2017年版．金原出版，2017

腹水に利尿薬は効果があるのでしょうか？

緩和医療科

例えばこんなケース

▶ 60代女性。卵巣がん，多発リンパ節転移，腹膜播種。

▶ 化学療法目的で入院したが，腹部膨満感があり食事が摂れず，化学療法の継続も難しくなっている。

▶ 腹水貯留に対して，さしあたり腹水ドレナージ2Lを行い，翌日よりフロセミド40mg/日朝食後が開始されたが，2日後にはまた腹部膨満が強くなり，緩和ケアチームにコンサルトあり。

腹水は滲出性？　それとも漏出性？

強い腹部膨満感を速やかに緩和する方法は腹水ドレナージであり，患者の苦痛に合わせたタイムリーな処置を行ったところはよかったです。ただ，腹水の評価をすべきでした。腹水が滲出性か漏出性かは血清腹水アルブミン勾配（SAAG）で推定できます。SAAG≧1.1g/dLならば漏出性であり，抗アルドステロン薬の効果が期待できるかもしれませんが，腹膜播種などによる滲出性の腹水の場合は利尿薬の効果はあまり期待できません。なお，がん性腹水の標準的治療は確立してません[1]。

原因が門脈圧亢進ならスピロノラクトン

多発肝転移による門脈圧亢進が原因の場合は，抗アルドステロン薬であるスピロノラクトンで改善する場合があります。その場合は50～100mg/日を使用し，必要に応じ300mg/日まで増量するか，フロセミド20～60mg/日を併用します[2]。

20
緩和医療科

引用文献
1）　日本緩和医療学会ガイドライン統括委員会・編：がん患者の消化器症状の緩和に関するガイドライン2017年版．金原出版，pp90-97，2017
2）　森田達也，他・監：緩和ケアレジデントマニュアル第2版．医学書院，p202，2022

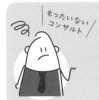

もったいない コンサルト

痺れが強かったので，プレガバリンを開始しました！

例えばこんなケース

▶ 50代女性。子宮頸がん，傍大動脈リンパ節転移，化学療法中。

▶ 左大腿前面を中心とした疼痛と痺れで婦人科外来に通院中であり，タペンタドール 200mg/日内服でNRS 2〜3で経過していた。

▶ 痺れの増強の訴えがあったため主科よりプレガバリン150mg/日が開始され，2週間後の外来で300mg/日に増量されたが効果が得られず，緩和ケアチームの外来に紹介された。

鎮痛補助薬の効果は限定的

神経障害性疼痛に対して鎮痛補助薬を試すことはガイドライン[1]にも則しており，主科で行っていただけたら緩和ケアチームとしてはありがたいです。しかし，神経障害性疼痛のコントロールは難しいことが多く，鎮痛補助薬の効果は限定的です。プレガバリンは保険適用があり使用しやすい反面，プレガバリンのNNT（number needed to treat）は8程度です[2]。

定期的にNRSで評価しよう

神経障害性疼痛のコントロールは難渋することが多く，薬物療法で効果が得られないこともあります。鎮痛補助薬を漫然と使用してはなりません。導入前に痺れに対するNRSを尋ねるなどして，治療の目標を定め，導入後も繰り返し効果を評価し，効果がなければ速やかに減量・中止を検討すべきです。また患者は運動障害や脱力を「痺れ」と表現することがあるので，「痺れ」で済ませるのではなく，より詳しい問診が必要になります。

あくまでも鎮痛補助薬はオピオイド抵抗性の神経障害性疼痛に追加して使用するのであって，今回の症例については，タペンタドールの増量も検討すべきであったと思われます。

引用文献
1) 日本ペインクリニック学会・編：神経障害性疼痛薬物療法ガイドライン 改訂第2版，真興交易医書出版部，pp48-55，2016
2) Finnerup NB, et al：Lancet Neurol, 14：162-173, 2015 ［PMID：25575710］

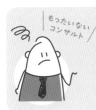

もったいない
コンサルト

非がん性疼痛だから
トラマドールでいいですよね？

緩和医療科

例えばこんなケース

▶ 57歳男性。肺腺がん脳転移で化学療法中。左臀部を中心とした腰部から臀部の痛みと下肢の痺れが出現し緊急入院。

▶ 腰椎椎間板ヘルニアで整形外科に通院歴があるというが詳細不明。

▶ 当日より主治医がトラマドール100mg/日を開始したが，痛くて唸っており，夜も眠れなかった。

▶ 翌日，患者が「痛くて仰向けになれない」と訴えたため，緩和ケアチームにコンサルトがあった。

既往歴に気を取られて診断エラー……

　主治医は既往歴を踏まえて，急性発症の腰部臀部痛と下肢の痺れを腰椎椎間板ヘルニアによる痛みと神経根症状と判断し，非がん性疼痛であるため，トラマドール内服開始としました。

　しかし翌日診察した緩和ケアチームは，安静時疼痛の強さ（特に仰臥位がとれないこと）から脊髄圧迫を疑いました。フェンタニル注射で疼痛コントロールをし，MRIを行ったところL1の骨転移と同レベルの脊髄圧迫を認めました。既往歴に引っ張られてしまい，骨転移・脊髄圧迫の可能性に気付けなかったケースです。

脊髄圧迫を見分けるポイント

　脊髄圧迫の88％は痛みが初発症状です[1]。神経症状や膀胱直腸障害がなくとも，がん患者がいままでにない強さの腰背部痛を訴えた場合は必ず脊髄圧迫の可能性を考えなければなりません。われわれが脊髄圧迫を早期に発見すれば，放射線治療や手術につなげられる可能性があり，ADLの維持が期待できます。

20

緩和医療科

引用文献
1)　Helweg-Larsen S, et al : Eur J Cancer, 30A : 396-398, 1994［PMID : 8204366］

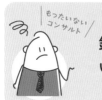

もったいない
コンサルト

鎮静はミダゾラムの持続皮下注射で
いいですよね?

例えばこんなケース

▶ 55歳男性。肺腺がんで化学療法を行っていたが，呼吸状態が悪化し緊急入院となった。がん性リンパ管症と胸水を認め，全身状態と本人の意向からBSCの方針となった。

▶ 酸素療法とモルヒネ10mg/日の持続皮下投与を開始したところ，自覚症状は軽減した。しかし，徐々に呼吸困難が増悪し，酸素量とモルヒネ増量だけでは呼吸困難はコントロール不可能となった。夜間に本人から主治医に対して「眠らせてほしい」という発言が聴かれた（主治医は予後を短めの週単位と予測しており，主科のカンファレンスでは合意を得ていた）。

▶ 家族に電話で本人の鎮静治療の希望を確認し，ミダゾラム10mg/日の持続静脈注射を開始した。翌日，緩和ケアチームに鎮静治療のためにミダゾラムを開始した旨の報告があった。

鎮静するための判断プロセスが足りなかった

　主治医は本人の予後予測を踏まえ，本人と家族の意向を確認し，鎮静を開始しています。薬剤の選択と開始量については問題ありません。しかし，鎮静開始に至る必要なプロセスは踏めているでしょうか。がん患者の症状緩和のための鎮静を行うために必要なプロセスでは，本人の苦痛が和らいだ生を目標とし，①耐えがたい痛みがある，②治療抵抗性（苦痛を緩和できる治療がない），③患者の意思と相応性（苦痛の強さ，治療抵抗性の確実さ，予測される生命予後，効果と安全性の見込み）の3つを医療ケアチームで評価し，本人と家族の意向を合わせて，繰り返し検討していくことが求められます。

　しかし今回，主治医は病棟看護師と鎮静に関するカンファレンスを行いませんでした。鎮静は慎重に行うべき医療行為です。主治医であっても1人の考えで決定しないほうがよいでしょう。夜間であっても，できるだけ複数の医師や看護師とともに検討し，その内容を記録するべきです。

フラッシュ直後の死去はあくまで前後関係

　鎮静治療を開始すれば，看護師がモニタリングをし，時に鎮静の深さを調節するた

めのフラッシュを行います。看護師がフラッシュして間もなく患者が亡くなることもありますが，それは前後関係であって因果関係ではないことを医療チームで共有しておく必要があります。鎮静治療の開始，継続については医療チームで繰り返し話し合い，記録に残し，皆が納得して行うことが重要です。

（参考文献）
・日本緩和医療学会ガイドライン統括委員会・編：がん患者の治療抵抗性の苦痛と鎮静に関する基本的な考え方の手引き 2018年版，金原出版，2018

もっと知りたい！

From：Webアンケート
Question：あなたが経験した「もったいないコンサルト」を教えてください

訪問・プライマリケアのもどかしさ

　他院から訪問診療導入の依頼を受けることがあります。しかし，診療情報提供書1枚だけでは情報が足りず電話などで相談をしようとしても，アポイントどおりに連絡が取れなかったり，駆け足での情報提供にならざるをえなかったりします（十分に双方向の意見交換・すり合わせができない）。

　また，がんの治療を専門医で受けている患者に対してプライマリケア主治医として関わるとき，治療経過や見通しについて医療機関同士の情報共有が少なく，患者さんからの伝聞に頼らざるをえないこともしばしばです。プライマリケアとして緩和ケアや家族も含めた心身のサポートなど，より効果的な関わりができそうでも，十分できていないことにもどかしさを感じます（連携不十分ななかで「横槍を入れる」形にならぬよう，遠慮があります）。

（37歳男性，総合診療医）

フィードバックがうれしかった

　在宅医療に関わっていますが，医師の診療レポートを送ってくれる診療所と送ってくれない診療所があります。われわれ薬剤師も医師の治療方針を把握したいので，常に送っていただくと薬学的管理の質が上がります。送られない場合は，処方内容や患者との話から「予想」して対応することとなってしまいます。

　一方で，薬剤師からのレポートをしっかり見ていただき，治療に反映していただいたときや，反映しなかった場合でも「薬剤師から○○といった意見があったが，今回は××という理由で△△の治療方針とする」といったコメントを残していただいたときは，こちらのモチベーションも上がります。

（35歳男性，薬局薬剤師）

20
緩和医療科

Dentistry & Oral Surgery

ありがた
コンサルト

入院中に歯痛を訴えたので，鎮痛薬を処方しました！

歯科口腔外科

 例えばこんなケース

▶ 78歳女性。肺炎で，抗菌薬使用のため入院し，昨日抗菌薬が終了となった。

▶ 昨晩より食事が開始になり，食事のときに歯が痛かったとの訴えがあった。義歯（入れ歯）があるものの自分の歯も残っている。口内を見ると歯の動揺はなかったが，虫歯かどうかはわからない。

▶ 痛み止めとしてロキソプロフェン60mg 1錠を処方し，退院後に歯科受診を勧めた。

大切なのは，痛みを減らす姿勢

　入院中の歯の痛みは，歯科医師がいない病院では問題となります。特に，歯が痛くて食事が摂れないとなると，療養にも支障を来すことになります。よって，鎮痛薬を処方することで，患者の痛みを軽減させることは必要です。

　とはいえ実は，今回の症例で鎮痛薬の効果があるのかというと，食事中の痛みなのであまり効果は期待できません（効かないことはないです[1]）。しかし，入院中であり歯科医院に行けないという不安感も強いので，鎮痛薬（非ステロイド性抗炎症薬で効果がない場合はアセトアミノフェンを併用）を処方することで不安をとることも必要です。また，可能ならば温度差のある食事を避けるよう検討してもよいでしょう。

抗菌薬がいらない理由

　もともと抗菌薬を使っており，その効果が持続されていたため，急性の歯性感染症の可能性は低いです。また，歯痛は食事中に限定されているため，持続的な炎症ではないと思われます。

引用文献

1) Aminoshariae A, et al : J Am Dent Assoc, 147 : 826-839, 2016 ［PMID : 27475974］

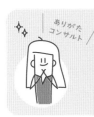

ありがた
コンサルト

口腔カンジダ症疑いです。
抗真菌薬を処方しました！

歯科口腔外科

例えばこんなケース

- ▶ 90歳男性。食欲不振で入院，ステロイドの内服もしている。
- ▶ 口の中全体が痛いとのことで，口内を見たら，白い食べかすのような汚れが少し存在した。
- ▶ 歯がなく総義歯（総入れ歯）のため，歯の痛みではないと考えられ，口腔カンジダ症を疑って抗真菌薬を処方した。

免疫機能低下なら，カンジダ要注意

　口腔カンジダ症は，特にがんの末期など緩和ケアの場面では，毎日のように診る疾患です。がんの末期でなくても，ステロイドを内服していたり，高齢者で栄養状態が悪いと罹患することもあります。

　白い食べかすのような汚れが多いという所見は，一度見たことがあれば診断は容易と思います（図1〜2）。なかには，粘膜が若干萎縮して赤みがあり，白斑がほとんど見られない場合もあります。しかし，口内を見て明らかな口内炎がないにもかかわらず，急に「口内全体が痛い」「味が悪くなった」という訴えがあれば，口腔カンジダ症の可能性が高いです。

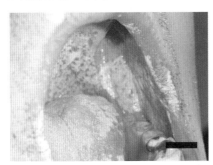

図1　口腔カンジダ症（頬粘膜が最も多い）

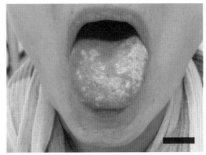

図2　口腔カンジダ症（舌に限局）

　治療は，抗真菌薬となります。チューブに入っているミコナゾールゲル剤（フロリード®）などの場合は，口内に1本を出して全体に馴染ませて飲み込み，その後30分程

21

歯科口腔外科

度はうがいをしないという使い方になります〔含嗽法（swish and swallow）〕。

　抗真菌薬は1〜2週間使う必要がありますが，もし本当に口腔カンジダ症ならば，2〜3回程度の使用で口内がサッパリしたと改善を感じる方がほとんどです。よって，3日ほど使っても変わらなければ他疾患を疑うことが重要です。

　また，栄養状態が悪いと口腔内全体に口内炎ができることもあります。この場合，いったん口腔粘膜から出血し血餅ができると，その血餅がとれるときにまた出血する負の連鎖を繰り返すことになります。よって，出血する前から口腔のケアを行うことと，口の中を触る前にしっかりと保湿することが重要です。

治療したのに歯の痛みで眠れないようなので，鎮痛薬を処方しました！

歯科口腔外科

例えばこんなケース

▶ 62歳女性。糖尿病で教育入院。明日，退院予定であった。

▶ 入院直前に歯科医院で歯を削って治したが，その歯が昨日から痛くて眠れず，何だか腫れた感じもするとのこと。

▶ 明日退院したら歯科受診するように話して，痛み止めとしてロキソプロフェン60mg 1錠を処方した。

治療後に感染が広がる「フレアーアップ」

　今回の症例では，治療した歯が痛くなっています。治したばかりだから大丈夫だろうと思いがちですが，実は歯科治療で治してから痛みが増すことがときどきあるのです。治療後にフレアーアップ（flare up）[1] といって歯の周囲へ感染が広がることがあります。今回は，患者が「腫れた感じもする」「痛くて眠れなかった」と持続的な痛みを訴えています。この場合，歯の中の神経の痛みでなく，歯の中の神経にいる細菌によって顎骨の周囲まで感染が広がっている可能性が高くなります。よって，今回は抗菌薬も処方することが必要となります。

全身症状があれば抗菌薬

　基本的には，歯の痛みに対する抗菌薬は推奨されておりません[2), 3)]。しかし，歯科疾患のために全身的な病変（例えば倦怠感や発熱）を有する患者や，全身的な病変への進行のリスクが高い場合には，抗菌薬の使用が推奨されています。しかし問題は，その診断が歯科医師でないと困難ということです。歯科医師でなくとも気付くためのポイントは，持続的な痛み，腫れた感じを訴えているか（**図1**），また歯肉を押さえるとかなり痛いことでしょうか（**表1**）。この場合は，ペニシリン系のアモキシシリンなどを処方するとよいでしょう。

激痛に1錠では足りない

　眠れないほどの痛みに対しては，ロキソプロフェン60mg 1錠では，本日も眠れない可能性があります。海外では，アセトアミノフェンとイブプロフェンの併用などが推奨されていますが，わが国ではあまり使われてないので，ロキソプロフェン60mgを2錠服用するのがよいでしょう。といっても，その後歯科医院でしっかりと診断治療してもらうことが必要で，飲み続けるのが良くないことは言うまでもありません。

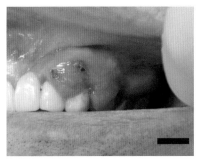

図1　歯肉の腫れ（歯の根が割れ，歯の一部が出てきている）

表1　「歯が痛い」のちょっとした違い（私見）

	歯髄炎	歯性の感染症
訴え	・歯が痛い ・歯がしみる ・食事のときと夜間に痛い	・咬むと歯が痛い ・歯にあたると痛い ・ずっと痛い
見た目	・歯に穴がいきなり開いて痛い ・腫れた感じはない	・歯の周囲が腫れた感じ ・歯肉が腫れている
全身状態	・他の病気で抗菌薬を使っていた ・栄養状態良好	・全身的に虚弱 ・ステロイドなどを使っている ・栄養状態不良
治療薬	鎮痛薬	鎮痛薬＋抗菌薬

引用文献

1)　Milani AS, et al : Evid Based Dent, 23 : 47, 2022 ［PMID : 35165442］
2)　Lockhart PB, et al : J Am Dent Assoc, 150 : 906-921.e12, 2019 ［PMID : 31668170］
3)　Aminoshariae A, et al : J Am Dent Assoc, 147 : 186-191, 2016 ［PMID : 26724957］

21

歯科口腔外科

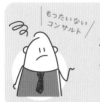

視診で異常なしですが、舌の先が痛むようなので口内炎ですか？

歯科口腔外科

例えばこんなケース

▶ 62歳女性。2型糖尿病で通院中。

▶ 最近，舌の先がヒリヒリするとの訴えがあった。少し舌を出してもらって見てみるも，本人が痛い部位に何も認めなかった。

▶ 一応，口内炎の薬を処方して，痛みが続くようなら歯科口腔外科を受診するように話した。

高齢女性に増えている「口腔顔面痛」

　舌の先のヒリヒリ感は，近年，高齢者の女性を中心に訴える方が増えていますが，その多くに器質的な疾患が見当たりません。このような場合，原因不明の顔面の痛みも含めて口腔顔面痛（orofacial pain）といいます（特に舌のみの場合を舌痛症，口内全体を burning mouth syndrome[1]）。海外では慢性疼痛（近年分類が変更になった）の一つとして薬物療法の選択肢が増えてきていますが，口腔顔面痛の専門医でないと処方が難しいとされています。口腔顔面痛の可能性もありますが，このような訴えの多くは気にして舌を触って擦過創になり，それが気になってさらに触るという癖になっていることが原因と筆者は考えています（図1）。よって，口内炎の薬を塗っても良くならないことが多いです。

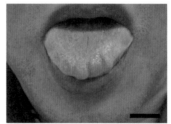

図1　舌に歯型の痕がついている

　なお，口内炎の薬は，いわゆる口内炎（アフタ性口内炎が主であり小さな円形）の部位に直接塗る（置くように塗ると塗りやすい）と鎮痛効果があるものの，所見がない所に塗っても効果はありません。

痛みへの共感で良くなることも

　この症例では医師がどこまで患者に共感したか不明ですが，ともかくこのような患者に対しては，①「正常です」と安易に言わない[2]，②痛みを共感する，③専門医の受診を勧めることが重要です（いわゆる動機づけ面接と考えてください[3]）。特に，①と②だけでも治る方がいるので必ず行ってください。痛みを訴える部位に何もないので，「痛いはずがない」などとつぶやくと予後が悪くなりますので注意してください。このように，コミュニケーションが極めて難しいです[4]。

　もちろん，舌の裏側の見えづらい所に口内炎が隠れていることもあります。しかし，舌がんなどで痛みが出る場合は，舌の先なら必ず見ることができますので，見落とすことは少ないでしょう（ただし，実は舌の先にがんはできにくいです）。

引用文献
1)　McMillan R, et al : Cochrane Database Syst Rev, 11 : CD002779, 2016［PMID: 27855478］
2)　Burton C・著，竹本　毅・訳：不定愁訴のABC．日経BP，2014
3)　内閣府：5 動機づけ面接 Motivational Interviewing，MI．ユースアドバイザー養成プログラム 改訂版（https://www8.cao.go.jp/youth/kenkyu/h19-2/html/5_1_5.html）（2023年5月閲覧）
4)　Byrne AK, et al : PLoS One, 17 : e0277538, 2022［PMID: 36374916］

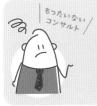

もったいない
コンサルト

歯肉がやせて義歯が合わないようなので，ひとまず使用中止しています！

歯科口腔外科

21
歯科口腔外科

例えばこんなケース

▶ 88歳女性。肺炎で入院。

▶ 家では総義歯（総入れ歯）を使って何でも食事をしていたが，入院しはじめてから2週間ほど義歯を使ってなかったとのこと。「食事をしようと思って義歯を入れたらすぐに落ちる。歯ぐき（歯肉）がやせた」と訴え，歯科受診を希望した。

▶ しかし院内に歯科医師がいなかったため，退院するまで義歯を使わないように指示をした。

歯がなければ歯肉はやせない

　自宅でも義歯を使ってなかった方は，意外と何でも義歯なしで食べることができます。しかし，自宅で義歯を使って食べていた方は，義歯がないと本当に食べることが

できずに困ってしまうことがあります。88歳で食べられないとすると，栄養不良となりいろいろな問題がすぐにでも起きそうです。

高齢の方で「歯ぐきがやせたので入れ歯が合わなくなった」と言う方がいますが，実は体がやせても，すでに歯がない歯肉がやせることはありません。歯肉の退縮は歯の感染によって起こるので，歯がなければ退縮はほとんどしないと考えてよいです（ただし数年単位の変化を除く）。

半日付けっぱなしで様子を見る

よって，入院中義歯を使っていなかったことで合わなくなった理由として，以下の2つが考えられます。

①患者自身のパフォーマンス（義歯という道具を使う技能）が落ちた。
②使ってない間，歯肉が少しだけ変化してフィットしにくくなった。

特に多いのは②です。この場合は，義歯を入れて咬んでもらって落ちない状態で半日ぐらいすると，フィットしてきて使えるようになることが多いです。それでもだめなときは，①の理由も考えられます。特に，ものすごく合ってない義歯を器用に使いこなしている方もいますが，その場合，少しでも認知機能などが低下すると一気に使えなくなることもあります。

いずれにせよとりあえず，半日ぐらい付けっぱなしで試すのがよいでしょう。また，市販の義歯安定剤は，手放しには勧められませんが（義歯を作る専門の歯科医師としては，正直なところ敗北感があるためであり，明確な害の報告はありません），クッションタイプでなく粉の粘着タイプがよいでしょう。

もっと知りたい！

From：Webアンケート
Question：あなたが経験した「もったいないコンサルト」を教えてください

連携不足を感じる瞬間

お忙しいのはわかりますが，他科コンサルトをした際にはカルテ診だけでなく，訪室，診察していただけるとありがたいです。複数の科で併診しているときも，一応他科のカルテにも目を通していただきたいです。他の科の状況がわかっていないと，「医師同士の連携が取れていないのではないか」と患者さんからの不信感につながります。

（34歳男性，呼吸器内科医）

味覚障害といえば亜鉛製剤ですよね！

歯科口腔外科

例えばこんなケース

▶ 62歳女性，味覚障害を訴えて来院。
▶ 亜鉛が効くと聞いていたので，ポラプレジンク（プロマック®）を処方した。
▶ しかし，2週間後の再診時に効果がないとの訴えであったので，院内の口腔外科医にコンサルトした。

亜鉛不足が原因のことは意外と少ない

　味覚障害の原因としては，亜鉛欠乏症が有名です。現在，「低亜鉛血症」に対して適応があるのが酢酸亜鉛製剤（ノベルジン®）です。以前は，適用外処方として抗消化性潰瘍薬のポラプレジンク（プロマック®）が処方されていました。ノベルジン®の薬価が高いため，現在もプロマック®を処方する先生は多く，味覚障害に対するプロマック®の処方は審査上認められています（保険請求可能）[1]。

　今回は，血清亜鉛を調べる前にプロマック®を処方しています。確かに，味がしないというのは本当に日常生活に支障を来すため，血清亜鉛を調べて「低亜鉛血症」との診断を待つことができないという患者も多いと思います。ただ，例えば胃切除後など，本当に亜鉛が低値のケースもあるものの，現在の日本で普通に食事をしていて亜鉛が欠乏することはほとんどありません。また，亜鉛不足に対して亜鉛製剤を処方し濾紙ディスク法などで改善がみられたとしても，自覚症状は変わらないのが現状です[2]。コクランレビューでも亜鉛療法のエビデンスの確実性は低いとされています[3]。

　よって，コンサルトされる口腔外科医にとっても味覚障害は治療が難しい疾患なのです。

「生活にハリはありますか？」

　味覚障害を訴えた場合は，亜鉛製剤を処方する前に行ってほしいことがあります。それは，生活にハリがあるかどうかの確認です。もちろん，貧血（鉄欠乏性貧血による舌炎など）など他疾患の除外は必要です（舌の左右ともに味覚がない場合，脳神経疾患は否定的となる）。ただ，味覚障害を訴える患者の多くは高齢女性であり，単なる精神的ストレスではないものの，一人暮らしが単調で，お腹が空くこともなく，食欲

自体がないことも少なくありません。単なる食欲不振が，味覚異常という形で表現されていることが多いです。この場合は，主治医が傾聴して共感することに勝る治療はありません。

なぜか時間経過で改善することも

　元気な方でも，本当に突発的としか言いようがないほど急に味覚がなくなることもあります。あくまで筆者の経験と感想による説明となってしまいますが，多くの方が3〜6カ月ほどするとなぜか改善します。多くの方と書いたのは，味覚異常の方は通院が続かないことが多いからです。効果的な治療法がなくて患者が諦めたのか，自然と改善したため通院しなくなったのかは不明です。

引用文献
1)　社会保険診療報酬支払基金：225 ポラプレジンク（耳鼻咽喉科4）．2016（https://www.ssk.or.jp/smph/shinryohoshu/teikyojirei/yakuzai/no200/jirei225.html）
2)　湯浅秀道・編著：抜歯・小手術・顎関節症・粘膜疾患の迷信と真実．クインテッセンス出版，2015
3)　Kumbargere Nagraj S, et al : Cochrane Database Syst Rev, 12 : CD010470, 2017［PMID : 29260510］

もっと知りたい！

From：Webアンケート
Question：あなたが経験した「もったいないコンサルト」を教えてください

事前確認で防げる口腔トラブル

　私の勤務先は地域医療を担う総合病院なので，常に医師と隣り合わせで仕事をしています。時折，患者さんのお口のトラブルについてコンサルトを受けることがあります。例えば，気管内挿管後や内視鏡検査後の歯牙破折や脱臼などですが，手順書では事前に歯牙の状態を問診することになっています。しかし，「ぐらついた歯がある」など申告があったにもかかわらず，結局スルーされてトラブルを生じたり（チェックの形骸化），入院中に義歯が不調に陥ったりすることも経験します（義歯はいきなり不調にはならないため，事前の把握が可能です）。口腔トラブルのベースラインリスクを下げるべく，特に歯科を定期的に受診していないハイリスクと思われる外来患者さんには歯科受診の声がけをしていただけると助かります。

（62歳男性，歯科医師）

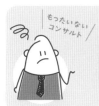

もったいない
コンサルト

夜間の口腔乾燥があり，
シェーグレン症候群の検査は陰性でした

歯科口腔外科

例えばこんなケース

▶ 63歳女性。以前から高血圧，脂質異常症などで受診している。他院では，骨粗鬆症など
でも薬物療法をしているとのこと。今回は口腔乾燥を訴えて来院。

▶ 口腔内を見ると，唾液があるようにも見える。しかし，「夜間寝ていると口の中がパサパ
サになり，痛くて目が覚めてしまう。その後なかなか寝付けないし，どうにかしてほし
い」とのことであった。

▶ シェーグレン症候群を疑い，抗SS-A抗体と抗SS-B抗体を検査するも異常がなく，歯科
口腔外科にコンサルトした。

薬剤性は考慮しましたか？

　口腔乾燥症も，味覚障害と同様，コンサルトされた歯科口腔外科で治療に難渋する
場合が多いです。薬剤による口腔乾燥が起こっている場合が最も多いので，まずは処
方されている薬剤をチェックすることから始めます。その後，実際に口の中を診ます。
もし本当にシェーグレン症候群であれば，口腔乾燥で口の中が干からびたように見え
るので，口腔外科医でなくても診察できると思います。

　もっとも，今回の訴えは夜間のみなので，シェーグレン症候群の可能性は低かった
と思われます。さらに，舌痛症の方が口腔乾燥を訴えることも多いです。

口呼吸や貧血が原因のことも

　これもエビデンスはありませんが，実際，今回のように日中は大丈夫で夜間のみの
口腔乾燥を訴える方が増えているようにも思えます。その多くが睡眠時の口呼吸が原
因と思われ，すぐに改善することは少ないです。部屋に加湿器を置き，マスクをする，
口閉じテープを使うなどの指導となりますが，なかなか改善しないといわれます。こ
れも一人暮らしの高齢の女性に多く，主治医による傾聴と共感がまずは必要と思われ
ます。

　とはいえ，口腔乾燥は他の疾患によることも多いです。有名なのが，「舌が乾燥して
氷を舐めています」という訴えです。貧血によって舌乳頭が萎縮すると，乾燥感や痛
みを訴えることがあります（**図1**）。

21

歯科口腔外科

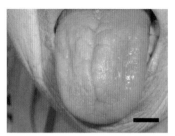

図1　貧血によって，舌の表面がテカテカ・ツルツルになっている

　頻度は少ないものの，重要なポイントは飲水量です。水分を1日に10Lも飲むと，尿崩症が生じ，糖尿病から下垂体疾患までいろいろな疾患が引き起こされる可能性があります（不定愁訴をみたら下垂体疾患を疑うとする教科書もあります[1]）。また，寝る前に口腔乾燥が怖いからと水分を必要以上に飲んでしまうと，単にトイレの回数が増え，それを口腔乾燥が原因になっていると思い込む場合もあります。

トローチを上顎に貼り付ける！

　これも筆者の経験というか，筆者もときどき夜間に喉が乾燥して痛くなることがあるので，いろいろと試した結果，キャンディを上の顎（口蓋）に貼り付けて寝るのが効果的です。もっとも虫歯の観点からすると論外な方法ではあります（虫歯のリスクが大幅に増えます）。しかし，よく似たことを考える方もいるようで，大鵬薬品工業から，指定医薬部外品として「ピタス®のどトローチ」というものが市販されています。この製品にはショ糖がわずかに含まれているので虫歯のリスクが若干増えますが，効果的な方法です（朝までは持続しませんが効果はあります）。また，直接口腔内に塗布できるスプレータイプの保湿剤を枕元に置いておいて使うのもよいでしょう（ただしなかには，スーッとすることで乾燥感が増すこともあるので，いろいろ試して自分に合うものを探します）。お茶を飲むとかえって喉が渇くという方もいるので，スプレーのほうが口腔内の湿潤感は持続するようです。

（引用文献）
1）　加藤　温・監，國松淳和・著：内科で診る不定愁訴，中山書店，2014

第 **3** 章

多職種
コンサルテーション

Therapeutic Strategy

治療方針の
もったいない!

急変を報告したのに……

例えばこんなケース

▶ 70歳代男性。介護区分 未申請。病院嫌いな，根っからの九州男児。

▶ 近医より非結核性抗酸菌症と診断されるも病院が嫌いなため治療は行っていない。数週間前までは近所の公園の清掃を毎日行うくらい元気だったが，腰部痛発症を契機にほぼ寝たきり状態になり，数日が経過したあとから介入。疼痛緩和のためアセトアミノフェン開始。

▶ 主な身体所見：るい痩著明で口腔内・皮膚・腋窩は乾燥。仙骨部，両腸骨部，肩甲骨部にⅡ度褥瘡。腰部痛の程度は9/10（疼痛は体動時に増強するが安静時にもある）。下肢の痺れ，知覚異常，膀胱直腸障害はない。酸素飽和度90％台前半だがトイレに行くと85％まで低下（痛みを我慢して，床を這いつくばってトイレにて排泄）。

▶ 医師へは4点提案したが，④以外は検討してもらえなかった。

---

①食事・水分とも摂取できておらず脱水になっている可能性が高く，水分摂取を勧めているが，摂取困難が続く場合には輸液を検討してほしい。
　→疼痛が軽減すれば食事・水分も摂れるはずなので輸液は必要ない。

②急激な体重減少・食欲不振。そして急性発症の疼痛であり，単なる腰部痛とは考えにくいので精査を検討してほしい。
　→整形外科的な問題であり精査は必要ない。

③アセトアミノフェンでの疼痛コントロールは効果がないようなので，NSAIDsや麻薬による除痛を検討してほしい。
　→内服はアセトアミノフェンを継続。

④褥瘡に対して軟膏の処方をお願いしたい。
　→褥瘡に対する軟膏処方あり。

▶ 徐々に体動困難となり，褥瘡も悪化。介入12日目に疼痛増強で苦しがっていると訪問看護ステーションにご家族より緊急コールあり。緊急訪問し主治医に報告したところ，救急搬送となった。

▶ 搬送2日後，ご家族より昨日逝去されたと連絡あり。病名は不明。主治医からも連絡はなかった。

看護師をもっと頼ってほしい

　患者の全身状態を評価し必要な情報を医師に伝えるのは，訪問看護師の役割の一つです。今回のケースでは，急性発症の疼痛に伴い体重減少や食欲不振などの症状も出ており，整形外科疾患以外の病気が隠れている可能性が高いと考えた症例でした。疼痛も強く，処方されている薬剤では除痛が図れていないことが明らかであり，褥瘡ができるほど体動困難な状態でした。

　医師と看護師の連携が不十分であれば，害を被るのは患者やその家族になってしまいます。

医師の診察を希望する患者・ご家族は多い

　少しでも痛みが軽減して食事や水分が摂れるよう，看護師としてスタッフと協働しながら介入方法を模索しアプローチしていますが，やはりご家族は医師に診てもらいたいという思いが強いです。そのため，一度，往診にて状態把握をしてほしかったです。ご家族もそれを望んでいたことでしょう。

　短い時間でもよいので，本人とご家族の話を聞き，手を添えるだけで患者もご家族も安心します。病気だけを診るのではなく，人も診てほしかったところです。

　とはいえ，看護師としてケアマネジャーや薬剤師と連携して，介入するすべての職種でカンファレンスを行っていれば，結果は変わっていたかもしれません。多職種連携が重要といわれているなか，看護師だけでアプローチしていた本症例は反省しなければならないと思います。

もっと知りたい！

From：Webアンケート
Question：あなたが経験した「もったいないコンサルト」を教えてください

下手に気を遣われるよりも

　看護師に気を遣ってくれているのはわかるのですが，「いつでもいいですよ」「どっちでもいいですよ」「大変だったらやらなくていいです」などと言われると，治療方針へのこだわりを感じられないなぁと思ってしまいます。夜勤帯の指示であればなおさらです。反対に，「薬剤投与後○○時間後のデータをみたいので，○○時に採血をお願いします！」などと理由を添えてもらうと，患者さんのために私たちも頑張ろう！という気持ちになります。

（32歳女性，病棟看護師）

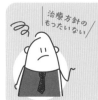

ADLを重視するあまり，終末期患者の声がおいてけぼり

治療方針の
もったいない！

管理栄養士

例えばこんなケース

▶ 89歳女性。高血圧，糖尿病，両膝に変形性膝関節症（OA）の既往あり。

▶ 自転車で自己転倒した際に左脛骨粗面剥離骨折し，全身麻酔下にて観血的整復固定術（ORIF）施行。手術後，歩行訓練まで実施できていたが，その後，COVID-19濃厚接触者となり隔離。

▶ 膵臓がんがあったが，ご家族の希望で本人には未告知。腫瘍マーカーが上昇し，37～38℃熱発を繰り返し，腹痛もありADLが低下して全介助となる。

▶ 自宅では本人が調理しており，20歳代の孫とも同居していたため味つけは濃くしていた。病院食が口に合わず，食事摂取量が必要量の5割以下となり輸液の指示が出たものの，本人は腹部膨満感を感じるため拒否。主食や食事形態の変更，ゼリーや栄養補助食品の付加，また自宅からの差し入れなどもあったが，喫食量は増えず，体重が半年で53kgから41kgに減少した。

▶ 入院が長引き，本人は「一度退院して自宅で家族と食事をしたい」と何度も希望していたが，主治医はリハビリの訓練を重要視しており，ADLを入院前に近い状態に戻すことに注力していた。その後，膵臓がんが悪化し，四肢浮腫が著明で寝たきり状態となる。入院から半年後に退院となり，訪問栄養指導を開始したが，2カ月後に死亡となった。

ADLよりもQOLを大切にしてほしかった

　整形外科的疾患では，術後の患者の機能回復が第一目的とされることも多いですが，機能回復よりQOLを重視したほうがよい場合もあります。当院では，整形外科で入院する患者には「内科共観医」がついています。生命予後を考え，QOLを重視して早期の退院を促していただきたかったです。

多職種の専門性を活かした栄養管理を

　数年前の当院では，高齢者が誤嚥性肺炎で入院となった場合に，安静，絶食，末梢静脈輸液のみの指示が出される場合が少なくありませんでした。絶食を続けてしまうと本人の意欲低下や口腔機能の低下，口腔内の不衛生などにつながりやすくなることから，栄養士から「ゼリー1個だけでも，口から食べさせてほしい」と食事の開始を主

治医に申し入れていました。しかし，肺炎でCRPが高い患者に経口摂取させると誤嚥し，肺炎が治癒しないのではないかといった理由から，絶食のまま継続し，やがて筋力低下，低栄養にまで陥ることもしばしばでした。

　そこで現在では，主治医は絶食の指示を出すと同時に言語聴覚士へ嚥下評価の依頼を出し，摂食嚥下訓練や，肺炎予防のための頸部リラクゼーション，ポジショニング，口腔ケアを実施しています。また必要に応じて嚥下造影検査を実施し，客観的な評価も行っています。輸液も，薬剤師からアミノ酸含有の輸液の提案や，2週間以上絶食する場合には中心静脈からの高カロリー輸液の提案を行っています。

　このように院内でNSTが浸透してきたことで，栄養療法を主治医が1人で行うのではなく，多職種の専門性が生かされるようになりました。

矢吹先生のひとことコメント

　医療の現場ではそれぞれの職種ごとの役割がありますが，医師はどうしても医学的な診断や治療に目が向きがちですよね。特にその領域が専門分化していると，自分の専門領域以外にはより目が向きにくくなるのでしょう。この方の主治医が整形外科の先生だとすると，リハビリをして機能回復を目指す以外の方法が見えにくかったのかもしれません。告知がなく，本人が自分の病名を知らないと，なおさら難しい部分もあるのでしょうね。ただ，最期に退院できたのはよかったなと感じました。多職種での話し合いの場を定期的に設けるなど，対話できる枠組みをつくることが重要なのでしょうね。

O1
治療方針

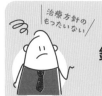

治療方針の
もったいない！

鍼灸はエビデンスのない“トンデモ医療”！？

鍼灸師

例えばこんなケース

▶ 55歳女性。当院へ糖尿病で通院治療中であった。併せて，耳鼻科に顔面神経麻痺のため通院中であった。

▶ 患者さんに「友人から顔面神経麻痺には鍼灸がよいと勧められたのですが，先生はどう思いますか？」と聞かれた。

▶ 担当医は鍼灸に関して知識が乏しく，近くにいた先輩医師から，「鍼灸？　そんなの効果ないでしょ」と返答を受けたこともあり，患者さんへも同様の回答をしてしまった。

知らず嫌いで遠ざけてしまうのはもったいない！

　医療行為のなかには“トンデモ医療”と称され，エビデンスのないものがあり，患者さんが時間的・経済的負担を受けるケースも存在します。では，鍼灸治療はトンデモ医療で，治療効果はないのでしょうか。確かに医学部時～卒後研修でも，鍼灸を学ぶ機会は多くありません。そのような背景から，「学んだことがない→知らない→効果がないor怖い治療法である」と知らず嫌いになることが想定されます。しかし，自分が知らないから効果がないというのは，早合点でしょう。そのため，新しい知識や情報をupdateする必要があります。

　一方で，軽率な言動によって鍼灸のように効果のある治療を受ける機会を奪ってしまうことは，患者さんにとってももったいないことです。

近年，鍼灸のエビデンスは増えている

　知らないことを聞かれると動揺してしまうこともあります。たとえ尊敬する先輩医師からの意見でも鵜呑みにして即答するのではなく，回答するまでの時間をいただき，自分で調べてみることも大切です。

　最近では鍼灸に関して，さまざまな分野で質の高い研究が増えてきています。PubMedで「acupuncture」（鍼）や「moxibustion」（灸）をキーワードに調べるとヒットする論文数も年々増えています。

　国内に目を向けると，2023年5月に顔面神経麻痺診療ガイドラインが12年ぶりに改訂されましたが，鍼治療の推奨度や扱いが変わったことが注目されています。以前は，

「C2（科学的根拠がないので，勧められない）」とされていましたが，新しいガイドラインでは「弱い推奨」となりました[1]。さらに診療のフローチャートでも，急性期におけるステロイド全身投与などのあとの治療として，リハビリテーションに加え鍼治療が組み込まれました[1]。そのほか，国内外のガイドラインでも，特に疼痛や緩和ケア領域において鍼灸に関して言及されているものが増えてきています[2]-[4]。ぜひ参考にしてみてください。

　一方で，鍼灸やマッサージの併用に関して良く思っていない先生にもお会いします。このような見解は，各先生方の経験も踏まえての考えであるときや，所属する団体の意向による影響も大きいようです。いずれの際も客観的に吟味された医学情報をもとに評価し，update していくことが大切であると思います。

矢吹先生のひとことコメント

　鍼灸は確かにエビデンスが多く出てきていて驚きます。以前はプラセボ対照比較が難しかったのが，シャム鍼とよばれるプラセボ鍼が出てきたことを皮切りに，より客観的なエビデンスが構築されてきていると感じています。専門性によって治療の経験値や好みが異なるのは当然とは思いますが，さまざまな選択肢があることは重要だと思います。現状では，鍼灸は通常治療と並行しての健康保険適用にはなっていませんが，エビデンスとして確立されてきている内容については保険適用も含めて見直されるとよいですよね。

01

治療方針

引用文献
1) 日本神経学会・編：顔面神経麻痺診療ガイドライン2023年版．金原出版，2023
2) 日本神経学会，他・監：頭痛の診療ガイドライン2021．医学書院，2021
3) 厚生労働行政推進調査事業費補助金（慢性の痛み政策研究事業）「慢性疼痛診療システムの均てん化と痛みセンター診療データベースの活用による医療向上を目指す研究」研究班・監修：慢性疼痛診療ガイドライン．真興交易医書出版部，2021
4) National Institute for Health and Care Excellence（NICE）．2021［PMID：33939353］

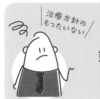

治療方針の
もったいない！

鍼灸の同意書を断られた患者さん

鍼灸師

例えばこんなケース

▶ 55歳女性。当院へ糖尿病で通院治療中であった。併せて，慢性の非特異的腰痛に対して漫然と外用剤処方を行っていた。

▶ 患者さんから「実は，近くの鍼灸院に通い始めて腰の調子がとってもいいの。先生の同意書があれば保険を使えるみたいなんだけど，同意書を書いていただけませんか？」と頼まれた。しかし担当医は，鍼灸の同意書に関する知識が乏しく，「同意書」と聞くと責任が増えそうなイメージもあり断った。

同意書は負担を減らすために必要なもの

　確かに，同意書や各種書類へのサインには，医師として一定の責任が伴うため，慎重に対応する必要があります。一方で，サインを行わないことで，患者さんの不利益を生んでしまうことは，もったいないことです。正しく理解したうえで対応すべきでしょう。

　今回のケースで登場した同意書は，「はり及びきゅう療養費用の同意書」です。これは，はり・きゅう治療の療養費給付の初回申請時に必要な書類となります。この申請を行うことで患者さんの負担額は少なくなります。同意書は，鍼灸院から送付されるか，患者さんが医師のもとに持参するケースが多いようです。

同意書の仕組み

　はり及びきゅう療養費の仕組みを正しく学び，納得がいけばぜひ療養費を活用してください。今回のケースでは，厚生労働省が出している通知[1]の「同意書交付の留意点」に要点がまとまっているため，ご一読をお願いしたいです。一部解説を加えます。

▲「同意書交付の留意点」
詳しくはこちら

はり及びきゅう療養費用の同意書を理解するポイント

・あらかじめ保険医から同意書の交付を受ける必要がある：事前申請が必要です。

・支給対象となる疾病名が必要で，同意後には注意が必要：例えば，腰痛症で同意書を交付したとしても，医療機関において腰痛症で処置や投薬を行うと治療優先の原則で療養

費を受けられなくなります（患者負担が増す）。ただしもちろん，必要に応じて医師として処置や投薬を行うべきです。

・同意した保険医は，はり・きゅうの施術結果に対して責任を負うものではない：よく誤解される点です。ただし，トラブルは生じうるので，事前に鍼灸師・鍼灸院と，顔の見える関係性を築いておくことが望ましいでしょう。

　あん摩マッサージ指圧に関しても療養費制度があり，患者さんの費用負担を減らすことが可能です。ただしその同意書は，はり及びきゅう療養費用の同意書と記載内容が異なるため，前述の通知[1]確認してみてください。

　この機会にぜひ，多職種連携の一環として鍼灸師やあん摩マッサージ指圧師との連携に取り組んでみてください。

引用文献
1)　厚生労働省『「はり師、きゅう師及びあん摩・マッサージ・指圧師の施術に係る療養費の支給の留意事項等について」の一部改正について』（令和2年11月25日保医発1125第1号）

もっと知りたい！

From：Webアンケート
Question：あなたが経験した「もったいないコンサルト」を教えてください

着地点のすり合わせに苦心

　相談した専門科の先生があまりにも一般的な治療方針とかけ離れていたりすると，教科書的な治療を試したい自分（総合診療医）たちと別の方針を推す専門科医師の間でジレンマを抱えることがあります。特に，それがその専門科医師の個人的な感触だけで別の治療を推す場合には，腑に落ちないためつらい思いをします。相談している手前，別の治療や院外の専門科に相談することもできないですし……。

　一方，院外のかかりつけの専門医に今後の方針について共有した際，かかりつけ医が疾患のガイドライン的な治療を推し，それがあまりにも患者背景の実情とそぐわないときも対応に困ります。

「入院担当の主治医の裁量で決めてよい」と言葉で言うのは簡単ですが，いろいろな関係性のなかで働いている以上，それらのすり合わせには非常に気を遣いますし，うまい着地点が見出せない場合もあります。同じようなシチュエーションでもうまくいくときもあるので，個人の要因になるとなかなか難しいなと感じます。

（43歳男性，総合診療医）

O1
治療方針

Medicine

薬の
もったいない!

せっかく入院後に薬剤チェックしたのに
重複処方

例えばこんなケース

▶ 92歳女性。狭心症，逆流性食道炎，萎縮性胃炎あり。内服薬はジルチアゼム徐放カプセル100mg/日，ボノプラザン（タケキャブ®）錠20mg/日，レバミピド300mg/日，アスピリン100mg/日。転倒し，左股関節部痛で救急搬送された。精査後，左大腿骨頸部骨折と診断され，手術することとなった。

▶ 入院後，入院前服用薬剤を看護師が患者から預かり，薬剤部へ検薬依頼を行った。

▶ しかし，整形外科医は検薬結果を確認せず，クリニカルパスオーダーを行った。クリニカルパスの処方オーダーにはプロトンポンプ阻害薬（PPI）であるランソプラゾールが含まれており，ボノプラザンと1日間重複服用してしまった。

初回オーダー前は必ず検薬結果のチェックを

　薬剤師による検薬は，入院中に安全かつ適切に薬物療法を行ううえで非常に重要です。薬物の重複回避や薬物相互作用の有無の確認，また診療情報提供書（いわゆる紹介状）に記載がない既往歴を薬剤から推測することもできます。そのため，特に入院時の初回の処方オーダーする前には検薬結果を把握し，適切な指示出しをお願いしたいです。

チーム医療で連携しながら"穴"をふさいでいく

　医師の検薬結果の確認忘れだけでなく，薬剤師や看護師もチェックが抜けることはあるため，治療に関わる医療スタッフ全員でチェックできる体制を構築することが大切です。医療安全の考え方としてスイスチーズモデル（**図1**）があります。医療スタッフや患者自身など複数人で確認できるしくみであれば，多くのエラーは防止することができます。

　このケースは週末入院で，薬剤師による薬剤チェックが後日になった事例です。このようなケースが度々あり，薬剤師の薬剤チェック前にクリニカルパスの薬剤があらかじめ決められているため，看護師が薬の本などで調べ，プロトンポンプ阻害薬の重複服用回避に至ったケースもあります（GOOD JOB！です）。あらかじめ，「他の医療機関でプロトンポンプ阻害薬を服用している場合は中止する」といった指示を決めて

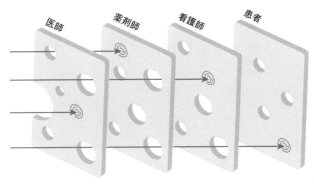

医師　薬剤師　看護師　患者

図1　チェックする人が多いほどエラー防止につながる（スイスチーズモデル）

おくことも有効です。看護師に多くの薬剤の理解を求めることは難しいかもしれません が，インシデント・アクシデントレポートを院内で共有・理解し，薬剤師が不在の タイミングでも「コレだけはお願いしたい」ということを決めておくことも大切です。 患者安全のために，医師のエラー回避を看護師や薬剤師などを含めたチーム全体で行 うことが大切です。医師一人がすべての医療行為を抜けなく指示もしくは実施するこ とは困難です。医療機関内の各職種の特性を活かして，チームで連携しながらエラー 回避に努めることが大切です。

矢吹先生のひとことコメント

　クリニカルパスも入院前の薬剤評価も，エラーを防止するために設けられた仕 組みです。しかし，その2つのエラー回避の取り組みが組み合わされたときに意 図しないエラーが出てしまうというのは，ある意味では皮肉なことだなと感じま す。システムを使うのは人です。こういったケースをとおしてより良いシステム への変革を目指していきたいです。

02

薬

「訪問指示」さえあれば……

例えばこんなケース

▶ ケース①：薬局に処方箋をFAXで送ったあとで「薬を持ってきてほしい」と電話をかけてきた患者A。薬剤師が話を聞くと「介護タクシーがないと薬局には行けない。迷惑をかけるから、呼ぶのは嫌だ。それに薬が多くてよくわからないから、一度家に来て薬を見てほしい」と訴えた。

▶ ケース②：ケアマネジャーから薬局に電話があり、「Bさんの薬がぐちゃぐちゃだから、薬剤師に薬を管理してもらいたい。飲んでなさそうな薬がいっぱい家にある」と相談された。

▶ ケース③：薬局に来局したCさんは、「お父さんが認知症で、薬をちゃんと飲んでいるのかわからない。飲みすぎていないか、特に心配。私が見られればいいけれど、仕事をしていて家に行けない。どうすれば……？」と困り顔。

「訪問指示」があれば行けるのに……

　どの患者さんも、薬を管理してあげたほうがよさそうです。薬剤師の出番でしょう。しかし、処方箋に訪問指示がなければ、薬剤師は家に訪問することができません（無料で伺うことはできますが……）。

　全国各地で、薬剤師が患者宅（あるいは施設）を訪問し薬を管理する「居宅療養管理指導（在宅患者訪問薬剤管理指導）」が行われています。しかしこれを行うためには、他の職種と同じように、医師からの指示が必要です。指示のしかたは、①口頭での指示、②処方箋上の指示、③文書での指示などがあります。薬局では、先生の指示が残る②または③の方法を取ってもらえるとありがたいです。

　薬剤師やケアマネジャーからの連絡を受け、薬剤師による訪問の必要性があると判断した場合は、処方箋に「訪問指示」と記載していただくだけでかまいません。以前、病院に記載を依頼した際、「うちの病院では在宅医療をやっていない」と断られたことがありましたが、医師本人が訪問せずとも、指示さえあれば、薬剤師が訪問できるのでご安心いただければと思います。

医師への依頼状を患者から手渡ししてもらうのがおすすめ

　通常，訪問指示をもらうためには，薬局から病院に直接電話をすることが多いですが，当薬局では，医師への手紙を患者やご家族を介して渡してもらうようにしています。手紙の内容は，処方箋に訪問指示を記載していただくための依頼をするものですが，直接渡してもらうことで，医師と患者・ご家族間で，生活状況や服薬状況（服薬自己調節，残薬多数など）を共有することができます。さらにコミュニケーションを広げるきっかけも作れる優れものです。

　今後，在宅医療が必要な高齢者は増えることが予想されます。それに伴い，薬を自宅でうまく管理できない高齢者も増えることでしょう。多くの高齢者の健康や安全を守るために，薬剤師が在宅訪問できるよう，処方箋・処方箋備考欄にぜひ「訪問指示」の記載をお願いしたいです。

矢吹先生のひとことコメント

　処方箋っていろいろな機能がありますねぇ〜。処方箋上に「訪問指示」が記載できることを初めて知りました。効果として服薬アドヒアランスや入院予防効果などが期待されている訪問薬剤ですが，まだまだエビデンスは限られており，ぜひエビデンス構築が進むといいなと思っています。

もっと知りたい！

From：Webアンケート
Question：あなたが経験した「もったいないコンサルト」を教えてください

実はなくてもいい薬かも？

02
薬

　患者の訴える症状に対してそのまま処方するケースはよく見かけますが，病棟で患者の話を聞くと，「実はどっちでもよかった」「先入観で薬が必要と思った」など，不要な処方のように思えることがあります。病棟業務でも，医師に対して多剤服用患者の減薬を提案すると「実は薬を減らしたいと思っていた」などと言われることがあります。相談してもらえたら一緒に考えますので，お声がけしてもらえると助かります。

（46歳男性，病院薬剤師）

入力は簡単でも，確認は困難な「約束処方」

薬局薬剤師

例えばこんなケース

▶ 風邪をひいたため近くのクリニックを受診した患者が薬局に来局。

処方内容

・フェキソフェナジン錠60mg 1回60mg 1日2回 朝夕食後

・エプラジノン錠20mg 1回20mg 1日3回 毎食後

・L-カルボシステイン錠250mg 1回500mg 1日3回 毎食後

・アセトアミノフェン錠200mg 1回400mg 発熱時・疼痛時 5回分

▶ 薬剤師は処方薬から症状を推測し，咳や熱，痰があるか聞いたところ，患者はすべてないと答えた。主訴の推測が難しいと考えた薬剤師がどんな症状で受診したか質問すると，患者は「鼻水で受診しましたが，他に症状はありません。本当に全部飲まないといけないのですか？」と不安げに薬剤師に尋ねた。

約束処方だと，症状に合わない処方薬になってしまうことも

　医師の診察では，患者に「どうされましたか？」「どんな症状ですか？」と聞くことが多いのではないでしょうか。一方で，薬局では，処方箋を見て症状自体を予測し，患者に症状を尋ねるようにしています。もし患者の訴えと処方箋の内容にずれがある場合は，疑義照会が必要となります。

　病院のパソコンシステムで約束処方が設定されている場合，前述のように，患者の症状と医薬品の効果が合わず，患者を不安に誘い込んでしまうことがあります。「念のため」という枕詞を挟んで質問をしたとしても，一度不安な気持ちを抱かれてしまうと，服薬への拒否感を示されることもしばしばです。そうなると，患者の希望に添い，病院に問い合わせざるをえなくなってしまいます。

　確かに約束処方は，処方箋を作る時間を効率的に進めるうえで一役買っていますが，場合によってはその後，薬局で時間のロスを生み出す可能性も念頭においてもらえると助かります。また，門前薬局であれば，約束処方も把握しているかもしれませんが，遠方の薬局に患者が処方箋を持ち込んだ場合はそれも難しいのが現状です。

「その薬が必要な理由」を伝えてもらえると患者も安心する

　いまは症状がなかったとしても，きちんと理由があって出しているものもあるかと思います。その場合は，診察の際にあらかじめ「咳の風邪が流行っているので，念のため，咳止めを処方しておきます」「熱が出たら，病院にもう一度来るのが大変だと思うから，解熱薬を処方しておきます」などと一言理由を付け加えると，薬剤師からの質問に対し「この薬は，症状出たら飲むよう先生から言われた」と，患者からわれわれに処方意図が伝わり，スムーズに話を進めやすくなります。患者にとっても，いまは症状がなくても，自分の状況に合った薬が処方されているとわかれば，安心して治療に専念できることでしょう。

　約束処方は医師の負担軽減のために役立つ機能ではありますが，医療費削減や患者満足のためにも，できる範囲でオーダーメイド処方にしてもらえるとありがたいです。

矢吹先生のひとことコメント

　約束処方は時短目的で重視されている処方スタイルでしょうが，時短ゆえの弊害が出ている事例かなと思いました。特に今後起こりえる症状に対する"あらかじめ処方"は，丁寧な説明が必要ですよね。あらかじめ処方しておいて患者側に使用タイミングを委ねる処方スタイルは「オンデマンド処方/療法」ともいいますが，その場合には，患者自身が疾患や症状，薬剤について十分理解していることが前提です。

\もっと知りたい！/

From：Webアンケート
Question：あなたが経験した「もったいないコンサルト」を教えてください

抗菌薬適正使用のジレンマ

　抗菌薬適正使用をするうえで，過少投与事例への増量提案や培養検査の依頼をすることがありますが，受け入れてもらえないこともあります。それでも患者状態が悪化せず経過することもあるのですが，その後の判断に困ることがあります（例えば，状態が悪化したときに「抗菌薬用量不足」の鑑別が追加されてしまうことなど。培養検査をしていないと，感染源・原因菌不明でde-escalationがしづらくなります）。「そこまで重症でないから抗菌薬は少なめで」「培養検査もなしでいい」と言われた際，確かに蜂窩織炎など一部の感染症では培養検査は必須ではないものの，感染症診療の原則からは外れているため，どのようにお伝えすればよかったのか……と悩みます。

（36歳男性，病院薬剤師）

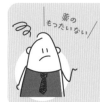

残薬調整は薬剤師に任せてほしい！

例えばこんなケース

▶ 慢性便秘症があり消化器内科に通院している患者が薬局に来局。

▶ 薬剤師が処方箋の内容を確認すると，患者から「漢方は余っているから減らしてほしいと医師に相談したはず……」と困惑ぎみの表情。薬剤師が詳しい話を聞いたところ，乙字湯が40日分余っているため今回はいらないと診察時に話しており，医師からも排便回数次第で飲む頻度を自己調節してよいと告げられていたにもかかわらず，前回同様に63日分が処方されていることが明らかになった。

余計な薬は，余計な負担を増やしてしまう

　お示ししたようなシチュエーションは，薬剤師なら一度は経験したことがあるのではないでしょうか。特に便秘の薬となれば，家に薬が残っている人は多々います。しかも，診察時に先生に話したのにと残念そうに伝えてくるケースも散見されます。

　こうした場合，薬局での対応としては，①その場で問い合わせて処方を削除してもらう，②次回の診察で医師に自分から話してもらう，③処方後にトレーシングレポートを書いて，薬剤師から医師に伝えるといった方法を取ります。ただ，①の場合，回答に時間がかかったり，加算により金銭的な負担が増えたりする場合もあります（重複投与・相互作用等防止加算20点）。②の場合は，今回分の残薬は解消せず薬代がかかります。③の場合も残薬は解消せず薬代がかかり，さらに点数も加算されてしまいます（服薬情報等提供料2 20点）。いずれにしても，患者には何らかの負担を背負わせてしまうことになります。

チェック一つ入れるだけで，疑義照会しなくて済む

　薬剤師は処方箋の内容から，必ず服用しないといけない薬と，自己調節可能な薬を見分けています。前者に対しては，しっかり服用を指導し，残薬があれば原因を追究しつつ医師に報告しますが，一方で，後者の場合は，大量の残薬がない限り報告などは行いません。

　また，残薬調整に関しては，処方箋の備考欄の「保険医療機関へ情報提供」にチェックをつけてもらえれば，その場での疑義照会をせずとも，薬剤師の判断で調整するこ

とができます（調剤後には病院に報告します）。それをうまく活用していただければ，残薬調整の疑義照会は減ることでしょう（もちろん，残薬調整により今度は薬が足りなくなった……といった新たな問題につながらないよう調節していきたいところです）。

患者から正直な回答を聞き出すには？

　日本の残薬は，年間約3300億円という報告[1]があり，医療費削減のためにも，無視できない問題です。ですが，診察時に「しっかり飲んでいますか？」と聞いただけでは，つい"良い子ちゃん"をふるまい，「ちゃんと飲んでいます」と答えてしまうことでしょう。そのため，残薬を患者に聞くときには，「飲み忘れることがありますか？」「自分で飲む量を調節している薬はありますか？」と聞くと正直に答えてもらいやすくなります。さらに，「この薬はしっかり飲んでほしいけれど，これは自分で飲む量を調節してもいいから余ったら伝えて」と一言添えておけば，残薬を調整しながらより良い治療が提供できるのではないでしょうか。特に内服薬の種類が多い，服用時点が複雑な患者は要注意です。

矢吹先生のひとことコメント

　あるあるですね。正直私自身もやってしまうことがあります。疑義照会で，「ごめんなさい！」と謝ったことが何度あったことか。残薬調整が疑義照会なしの事後報告でできるようになったことは素晴らしいです。私自身，「日数は薬剤師さんと相談してくださいね」とお伝えすることも多いです。薬剤師さんに期待しています！

02
薬

引用文献
1)　小柳香織，他：YAKUGAKU ZASSHI, 133：1215-1221, 2013

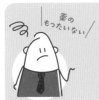

薬の
もったいない！

その商品名・剤形の指定，本当に必要ですか？

薬局薬剤師

例えばこんなケース

▶ 高血圧で通院中の患者。いつも行っている薬局が混んでいたため，今日は別の薬局へ処方箋を持ってきた。

▶ 処方箋には，複数ある処方薬のうち1つの薬が「OD錠」と指定されていた。しかし，OD錠の在庫がなかったため，薬剤師は複数の保険薬局に問い合わせ，在庫があると回答した近隣の薬局へ自転車で取りに向かった。

「一般名処方」「他規格OK」の処方箋が喜ばれる理由

処方箋への薬の書き方は2通りあります。それは，商品名と一般名です。薬剤師は，処方箋に記載されたとおり忠実に調剤しなければなりません。それが何を意味するのかというと，例えば，アムロジン®とノルバスク®はどちらも同じアムロジピンを主成分としていますが，「アムロジン®OD錠5mg」のように商品名や剤形が指定されている場合は，ノルバスク®OD錠5mgで調剤することも，アムロジン®錠5mgで調剤することもNGなのです。

大きな病院では，採用品などもあるので難しいかと思いますが，処方箋には一般名処方で記入するか，備考欄に「他規格可」「どこのメーカーでも可（外用剤も）」などと記載していただけるだけで，薬局側で薬を選択できる幅が広がります。その結果，病院への問い合わせも減り，医師の負担も軽減すると思われます。

薬局の在庫事情

例えば，口腔内崩壊錠が最近発売された，先発医薬品しかない薬の場合，ほとんどの薬局が，普通錠だけしか在庫を持っていません。その理由は，同じ成分の医薬品を普通錠とOD錠の2種類で取りそろえるとなると，在庫負担金額が倍になるからです。

発売された新薬をMRから紹介され，つい頼まれたとおりに「○○OD錠」と打ち込んでしまう気持ちもわからなくはありません。しかし，規格を指定された処方箋を持ってこられても，薬局に在庫がなければ患者さんを待たせ，薬の確保に最善を尽くさないといけなくなってしまいます。処方箋にOD錠を記載する場合は，薬の下に「普通錠でも可」「剤形は患者相談可」などと記載していただけたら，どんなに嬉しいこと

212

でしょう。薬を集めることではなく，より服薬指導に力を発揮できます。もちろん，嚥下困難や水なしで飲みたい方にはOD錠を調剤しなければなりませんので，必要に応じて記載する形でかまいません。ちなみに，滅多にありませんが「同効薬への変更可」と記載されている処方箋も見たことがあります。

　特に最近は，後発医薬品だけではなく，先発医薬品も入荷困難な世の中になっているので，少しでも融通を利かせていただけると，本当に助かります。なお，2024年3月15日，厚生労働省より「現下の医療用医薬品の供給状況における変更調剤の取扱いについて」が発表されました。条件はありますが，医師に問い合わせることなく，後発品から先発品への変更も可能となりました。これまでより少し，医師に負担なく薬局もスムーズに調剤できるようになるかと思います。

矢吹先生のひとことコメント

　この指摘もシステム問題として重要な課題です。当院でも院内採用で後発医薬品が増えていますが，毎月のように後発医薬品の会社が変更になる薬剤があって，修正するのが大変だったりします。「普通錠でも可」「剤形は患者相談可」は覚えておきます。

\もっと知りたい!/

From：Webアンケート
Question：あなたが経験した「もったいないコンサルト」を教えてください

調剤後に処方内容がガラッと変更

　患者の持参薬リストを医師に提出したあと，すぐに「すべて継続」と回答があったため，処方オーダーを入れて一包化し，病棟に払い出しました。しかしその直後，ほとんどの内容を削除・変更・追加したうえに「すぐに開始」との指示（しかも退勤時間ギリギリ……）。最初からきっちり検討したうえで指示出ししてもらえるのが一番ですが，せめて変更理由の一言でも伝えてくれればいくらかは納得できたように思います。

（病院薬剤師）

02
薬

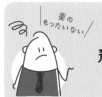

薬の
もったいない！

剤形変更を提案したら，すべて服薬中止に

診療看護師

例えばこんなケース

▶ 90歳代女性。介護区分 要介護5

▶ パーキンソン病，アルツハイマー型認知症，高血圧の既往があり，加療中。

▶ 施設入所中に発熱し嘱託医の診察で誤嚥性肺炎の診断。輸液開始となったため，訪問看護介入開始となる。認知症による見当識障害はあるものの，意思の疎通は可能で嫌なものは嫌と言えていた。内服もむせ込みなく行えていた。介入の翌日，COVID-19陽性が判明し近隣の医療機関に入院。2週間の加療となった。

▶ COVID-19加療後は経口摂取困難となり，内服はとろみをつけて何とか飲み込める程度となっていた。入院中，抗パーキンソン病薬は点滴に切り替え投与していたが，施設に戻ってからは内服できるなら内服可という指示で抗パーキンソン病薬の点滴指示はなかった。抗パーキンソン病薬を服用させれば，入院前とまではいかないがアイスクリームやゼリーの摂取が可能となっていた。

※家族からは，無理のない範囲で続けられる治療を継続したいとの意思を確認済み。施設職員からは，抗パーキンソン病薬服用後は，少量だが食事摂取もできるので服薬は続けてほしいとの要望を受けていた。

▶ 誤嚥性肺炎のリスクを考慮して医師に対して貼付剤への剤形変更を提案したところ，抗パーキンソン病薬の貼付剤は存在しないとのことで変更はせず（ご家族にも同様の説明）。急な中止による悪性症候群発症のリスクも伝えたにもかかわらず，すべて中止の指示。また，脱水予防についての確認に対しては，維持液500mL/日の指示であった。

▶ 経口摂取不可となり，医師よりご家族へ状況説明。

※施設スタッフ，訪問看護師とも抗パーキンソン薬服用で経口摂取可能となっていることを医師に伝えたが，医師からご家族へは，これ以上の治療は困難と説明。ご家族からは輸液も行わず自然な形でと希望あり。1週間後にご逝去されました。

患者や家族にとってのベストをともに探ってほしかった

　代替薬の提案や防ぐことができる疾患（急な服薬終了に伴う悪性症候群）の予防は，患者の健康を考えたうえでのことであり，看護師の業務の範疇と考えます。一方で，ご家族の思い，そしていつも介護をしている施設職員の思いを汲み上げることも医師

の役割の一つであると考えます。一方通行の治療となり，双方向性の治療ができていないのはもったいないことでしょう。

　処方制限などで貼付剤を処方できないのか，それとも他の理由があり処方ができないのかは，きちんとご家族に説明をしてほしかったところです。「貼付剤はない」というその場しのぎの理由では，その後別の提案もしづらくなってしまいます。

　また，抗パーキンソン病薬服用後の状態をご家族は見ており，本人とも意思の疎通が図れることもあったため，高齢だからという理由だけで治療を中止すれば，ご家族の負担が増すことにもつながるかもしれません。

　ただ，看護師としてもご家族，施設職員の希望を医師と対面で伝えるべきでした。すべて施設職員を通して提案していたため，医師と顔の見える関係が構築できておらず，一方的に要望を伝えるだけになってしまったことは反省すべき点です。

　確かに治療の最終決定権は医師にありますが，患者の状態やご家族の思いも汲み取ったうえで治療方針を決めていただけると助かります。

矢吹先生のひとことコメント

　高齢者の食事問題は本当に毎回悩みますよね。「対面で伝えるべきだった」という点には賛成です。何かしら対面でのコミュニケーションがあれば，仮に同じ結論になったとしても，関係者の気持ちは変わったかもしれません。そもそも本人やご家族の意向はどうだったのか？　これまで医師と患者・家族の間での話し合いは何かあったのか？　これまでの積み重ねが大事ですね。

もっと知りたい！

From：Webアンケート
Question：あなたが経験した「もったいないコンサルト」を教えてください

02
薬

処方提案の後悔

　パーキンソン病の治療中の患者さんが誤嚥性肺炎で入院した際，嚥下機能の低下による内服困難があったことから休薬指示が出ていました。そこで，服用中のレボドパ製剤について注射のドパストン®に切り替えて治療を継続してみることを主治医に提案しました。しかし受け入れてもらえず，結果としてパーキンソン病の治療は中止になりました。治療中断となり患者さんにご迷惑をおかけしてしまったため，もっと違った提案をしていれば……といまでも後悔しています。

（38歳男性，病院薬剤師）

215

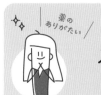

入院をきっかけに減薬。ADLも改善！

管理栄養士

 例えばこんなケース

▶ 87歳男性。介護区分 要支援2，生活支援ハウス入居者

▶ 既往歴は糖尿病，脂質異常症，不眠症，不安神経症，肺結核（右上葉切除）。下肢筋力が低下し，転倒を繰り返している。難聴があり会話が成立しにくい。

▶ 内服薬はメトホルミン（メトグルコ®）錠250mg，ニルバジピン（ニバジール®）錠4mg，ブロチゾラム錠0.25mg，レバミピド（ムコスタ®）錠100mg，ロスバスタチン（クレストール®）錠2.5mg，フェキソフェナジン（アレグラ®）錠60mg，シナール®配合錠。

▶ 室内で転倒しているところを発見され救急搬送。COVID-19抗原検査陽性にて入院となった。

▶ 病院管理栄養士が，入院時に，生活支援ハウスの管理栄養士から食事内容，栄養状態，生活状況などの情報提供と，次のような相談を受けた。

> 「処方されている薬が多く，飲み切れていないものもある。眠剤は夜眠れないから手放せない」と言っている。デイサービスを週に2回利用しているが，デイサービスのない日は午前中寝ていることが多い。ふらつきや転倒も増えている。

▶ 栄養士から，看護師長に相談。高齢者にブロチゾラムは適切ではなく，別の薬に変えていただくことは可能か，主治医に相談したところ，睡眠薬はブロチゾラムからベルソムラに変更され，退院となる。

▶ 本人は眠りが浅くなったと言っているが，以前に戻った様子。手押し車で，足取り軽く外出できている。

患者の生きがいや背景も，大切な判断材料

　当院は「専門外のことにも踏み込め」という方針のもと，日々患者への介入を行っています。そのため，入院患者の栄養管理計画書作成時には，食べ物のことばかりでなく，その人の生きがいや，背景も聞くよう意識しながらヒアリングをしています。今回のケースでは，管理栄養士が内服薬の確認もして，看護師を通じて医師に相談したことで，患者のADLの向上につながりました。

　以前は，「自分が処方した投薬ではないから」といった理由で，入院中の薬の変更をためらう医師が多かったですが，多職種の声を大切にする「チーム医療」が奏功した例といえるでしょう。

矢吹先生のひとことコメント

　入院時に病院の管理栄養士さんが支援ハウスの管理栄養士さんと連絡を取ること自体がファインプレーだと思います。ブラックボックスになることも多いので。また，「栄養士→看護師→医師」と，薬剤師を介さずに少ないプロセスで薬剤に介入できたのも素晴らしいです。

\もっと知りたい！/

From：Webアンケート
Question：あなたが経験した「もったいないコンサルト」を教えてください

薬の切り替えのタイミングにモヤモヤ

　新しく薬を処方した際，効果が期待できる量まで増量しきらずに，患者さんから「効果が感じられない」と言われて，別の薬に切り替えてしまうことはもったいないと感じます。また，睡眠薬を変更する際，例えばベンゾジアゼピン系（BZD）からデュアルオレキシン受容体拮抗薬（DORA）に変薬するときに，いきなりBZDを中止してDORA単剤に切り替えてしまうと反跳性不眠が出ることがあります。そうなると「DORAでは眠れない！」と，患者さんに拒否反応をもたせてしまい，その後DORAを処方できなくなってしまいます。そのほかにも，プレガバリンやトラマドールを使用していても効果が得られず，アセトアミノフェンを増量するなどの対応をした際に，そのままプレガバリンやトラマドールなどを漫然と使いつづけるといったケースが散見されます。こうした処方はポリファーマシーの原因となるため，薬剤師に相談してもらえるとありがたいです。

（50歳男性，薬局薬剤師）

02
薬

Test

検査の
もったいない

第三者を介した検査依頼に
時間がかかってモヤモヤ

臨床検査技師

例えばこんなケース

▶ 検査室に外来看護師より，現在診察中の患者の心臓超音波検査を本日至急で実施してほしいと電話あり。検査は混雑していたため，緊急度や検査目的を確認すると，その度に，医師に確認しながら伝言するという状況になり，依頼内容の把握にも時間がかかってしまった。

緊急時でも臨機応変に対応するために

外来診察時に緊急で検査が必要になることはよくあることです。検査室側では混雑時でもできる限り要望に沿った対応ができるよう心がけています。そのためにも，状況の把握や依頼目的を正確に理解することは非常に大事です。緊急で他の患者さんより優先して検査したほうがよいのか，それともある程度なら待つことができる状態なのかによって，検査室側の対応は変わるからです。

検査依頼の連絡は看護師からでしたが，診察中の医師から電話してと言われ，内容もわからずに連絡をした様子でした。依頼内容を把握していない人が電話をすると，結局確認の際に余計に時間がかかり正確な情報伝達も困難になってしまいます。

込み入った案件は医師本人から連絡を

緊急時や追加検査の依頼の場合，その場で患者さんを診ている医師から直接連絡してもらい，状況や要望を伝えてもらうほうがスムーズに検査依頼を受けることができます。また，今回の事例ではありませんが，依頼コメントの記載がない検査オーダーも非常に多いです。患者がどういう状況で医師は何を知りたいのか，何も情報がないまま検査を実施するのと，依頼目的を理解して検査するのとでは，検査時間も検査結果の精度にも影響します。依頼コメントなしの場合，カルテ内容を確認し情報収集をしますが，これもまた時間がかかります。超音波検査の依頼時には検査目的の記載は必ずしてほしいです。

矢吹先生のひとことコメント

　こうした伝言ゲーム的なやりとりは，「電話のたらい回し」といったカタチで，病院事務ではよくあります。外線から病院に電話をかけたら，かなりの長時間待たされた経験がある方もいるのではないでしょうか？　構造としては，依頼内容を把握していない職種が間に入っているので，スムーズに進まないということですよね。ICT を活用し，グループChat などを用いて問題解決を図っているところもあります。医師の働き方改革も始まり，タスクシフトの観点からは，医師事務作業補助者の積極的雇用なども問題解決の一助になるのではないかと思います。

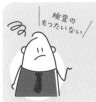

検査スケジュールの共有不足で二度手間に

臨床検査技師

例えばこんなケース

▶ 医師から，入院患者で予約外の脳波検査の依頼あり。緊急ではないが，MRIや他の検査も実施したいので時間調整してほしいとの要望であった。

▶ 予約枠を調整し，医師に検査開始時間を伝達。脳波検査はMRI検査のあとに実施することや，搬送は車椅子移動であることなども同時に確認した。しかし医師との電話を終了して間もなく，病棟の看護師が検査実施時間の前に患者を検査室に連れてきてしまった。医師に伝えた内容は看護師には伝わっていなかった。

▶ すぐには検査を実施できないため，看護師に検査時間などのスケジュールを改めて説明して，患者には一度病棟に戻ってもらうことになってしまった。

伝達さえしていれば防げたミス

　脳波検査は検査時間を要することから，通常外来患者は予約枠で実施しています。外来患者の検査開始時間は変更できないため，入院患者の当日飛び入り検査をする際は時間調整が必須です。また，施設ごとに異なりますが，脳波検査時に使用しているペーストの成分がMRI画像のアーチファクトの原因となることもあり，同日の検査依頼では脳波検査はMRI検査のあとに実施している施設もあります。患者の病態によっ

03
検
査

ては，医師が考える検査の優先順位もあると思います。

　今回，MRI検査や他の検査との調整も医師と相談したうえで段取りを決定しましたが，病棟の担当看護師にはその内容が伝わっていませんでした。看護師は検査依頼が入ったことをカルテで確認して，すぐに検査可能であると思い患者を検査室に連れてきましたが，結局戻ってもらうことになってしまいました。

　カルテに検査オーダーを入力した際に医師から，病棟の担当看護師に検査依頼したことの連絡はあったのかもしれませんが，時間指定や検査時の注意事項なども同時に伝えてもらえるとスムーズでした。予定外の検査であったことや，他の検査との時間調整もあったため，スムーズに検査を実施するためには担当看護師との情報共有は必要でした。一方で，医師と相談したあとに，決定した内容を検査室からも担当看護師に連絡して確認しておけば，うまく連携できたと感じた事例でした。

矢吹先生のひとことコメント

　こちらも情報伝達課題ですね。看護師さんの立場からすれば，できるだけ早く患者さんの検査をできるようにという配慮だったかもしれませんし，さまざまな業務の関係で「今のタイミングしかない！」と急いで連れてきたのかもしれません。医療機関ではさまざまな職種が連携していますが，その共有方法はカルテ上の記載や電話などツールが限られていますが，突発事態にはコミュニケーションが十分でないと思わぬトラブルになることがありますね。

　「病棟出頭前に必ず検査科に一報いれる」などのルール化をしてもいいかもしれませんし，こういった事態のあとに，業務改善カンファを開催すると良いアイデアが出ると思います。

尿一般検査と尿培養の提出がバラバラ

臨床検査技師

 例えばこんなケース

▶ 40歳代女性。子宮頸がんの手術，がん化学療法と放射線治療で入院中。放射線治療後に頻尿を認め，尿一般検査で赤血球（2＋），白血球（2＋）と亜硝酸塩（－）となり，放

射線治療に伴うものと考えていた。尿培養は未提出。

▶ 頻尿は続き，夜間に39℃を超える発熱があり，血液培養採取しセフトリアキソンを開始した。翌日血液培養陽性となり，グラム染色でGPC short chain，同定するとEnterococcus faecalisを確認。

▶ 尿路感染症の疑いがあり尿培養を実施したところE. faecalisが検出され，同菌による急性腎盂腎炎＋菌血症と診断された。

▶ 初期抗菌薬のセフトリアキソンに加えてアンピシリンを追加，翌日尿培養からE. faecalisのみ検出されたためセフトリアキソンは終了し，アンピシリンを2週間投与後に軽快となった。

尿培養も同時に！

尿培養の結果が出るまで，効果のないセフトリアキソンが投与されていましたが，尿一般検査と尿培養を同時に提出していれば，早めにセフトリアキソンを終了しアンピシリンに変更ができたでしょう。尿グラム染色所見を参考にすることで，アンピシリン（少なくともスルバクタム/アンピシリン）で治療が開始できていたことから，適切な抗菌薬が投与されるまでタイムラグが生じてしまいました。尿路感染症を疑った場合は，尿一般検査に加えて尿培養を同時に提出してほしかったところです。

尿路感染症は，患者の自覚症状や臨床所見に加えて，尿一般検査や尿培養の結果も参考に，合わせ技による診断を行う機会の多い疾患です。膿尿や細菌尿の所見があればそれだけで尿路感染症を強く疑うことができますが，膿尿を伴わない細菌尿のみの無症候性細菌尿や，亜硝酸塩還元試験が偽陰性になる膀胱炎，尿中白血球や尿細菌が少数の急性巣状細菌性腎炎（AFBN）など，教科書的でない状況は臨床現場では数多くみられます。

適切な抗菌薬選択のために

入院患者では尿路に人工物（バルーンカテーテルやステント）を留置していることも多く，細菌尿が1日ごとに3〜10％も増加することが知られています[1]。多くの場合，尿路感染症の治療にはニューキノロン系薬やセフェム系薬が投与されますが，大腸菌と腸球菌の場合は初期抗菌薬の選択は変わります。さらに，キノロン耐性大腸菌やESBL産生大腸菌の場合は感受性結果をみながら抗菌薬を変更していくことが求められます。つまり，尿一般検査で診断できる機会もありますが，適切な治療を検討するうえでは尿培養を一緒に提出することが重要です。

引用文献

1） Saint S, et al : Ann Intern Med, 137 : 125-127, 2002 ［PMID : 12118969］

03
検査

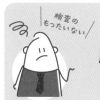

肺結核を疑っているのに喀痰検査が1回だけ

臨床検査技師

例えばこんなケース

▶ 60歳代男性。膵管内乳頭粘液性腫瘍（IPMN）の既往があり，治療経過中。2カ月前から右胸水貯留があり，胸水穿刺を実施したが診断には至らなかった。今回も胸水貯留を訴え来院したため再度精査することになった。

▶ 結核性胸膜炎診断のために胸水検査を実施したところ，Ziehl-Neelsen染色陰性，胸水結核菌PCR陰性であった。しかし，4週目培養で結核菌が検出され再来院。胸部X線所見では右上肺野に異常陰影があり，肺結核を疑い喀痰検査も実施することとなった。

▶ 肺結核診断のための喀痰検査は1回のみ実施されZiehl-Neelsen染色陰性，結核菌PCR陰性であった。

▶ 喀痰検査が1回しか出ていないため，検査室のチェックで追加で1日ごとに2回検査をしたところ，3回目でようやくZiehl-Neelsen染色（1＋），結核菌PCR陽性となり，結核性胸膜炎に加えて肺結核も診断された。

肺結核診断に必要な回数は3回

　肺結核の診断のための喀痰検査は3回実施しないとなりません。その理由は，うまく喀痰を排泄できないことや喀痰中の菌量にばらつきがあるからといわれています。1回より2回，2回より3回のほうが検査感度は高まります。主治医は1回しか検査していませんでしたが，感染対策室が検査室で3連痰のチェックをするよう連絡したことで，漏らさずに済みました。これは「もったいない」というよりは「あぶなかった」というべきかもしれません。結核菌は感染性が高いため，啓発・啓蒙活動の重要性を感じた症例でした。

急ぐ場合は8時間空けて3回すればOK

　肺結核は空気感染を起こすため，肺結核を疑う患者が入院中に見つかった場合は，すぐに患者を独立空調のある個室へ収容する必要があります。そのためZiehl-Neelsen染色を含めた喀痰塗抹検査で結核菌が確認された場合は，早急な対処が求められます。
　喀痰塗抹検査1回で結核菌が確認できるのは約60％程度，2回目は約75％，3回目は約85％と，回数を増やすたびに検出率は高まります[1]。結核は世界の三大感染症にもか

かわらず，発生頻度には地域差があり，遭遇する機会も医療機関や診療科に偏りがあり，喀痰塗抹検査が3回必要なことは周知が十分でないこともしばしばです。排痰の回数は3回で，基本は1日1回の3連日で行いますが，病棟管理など急ぐ場合は，8時間以上の間隔を空けて3回採取することもあります。繰り返しになりますが，間隔を空けて3回しっかりと検査すれば，しっかり診断できる感染症です。

引用文献
1)　伊藤邦彦：結核，81：357-362，2006

感染初期に尿中肺炎球菌抗原検査

臨床検査技師

例えばこんなケース

▶ 80歳代女性。1週間前にインフルエンザに罹患し，抗インフルエンザ薬を服用して自宅療養中であったが，急に38℃台の発熱とともに呼吸苦を認めた。家族とともに外来受診したところ右大葉性肺炎と診断され入院となった。喀痰検査をオーダーしたが痰の喀出は難しく，レジオネラ菌と肺炎球菌の尿中抗原検査を実施したがともに陰性であった。

▶ 主治医から相談があり，初期抗菌薬にメロペネムを投与するほど重症感はないが，スルバクタム/アンピシリンにするかセフトリアキソンにするのか悩んでいるとのこと。

▶ 喀痰を吸引すると膿性痰が採取されたため，痰のグラム染色を実施すると莢膜形成のあるグラム陽性の双球菌が確認された。肺炎球菌性肺炎と診断しアンピシリンを開始。後日に喀痰培養と血液培養の両方からペニシリン感受性の肺炎球菌が検出された。

尿中抗原は感染初期には偽陰性になりやすい

　尿中肺炎球菌抗原は，肺炎球菌による感染症を起こした場合に抗原が尿中に濃縮され排泄されることを利用した検査です。罹患直後から尿中から排泄される抗原は増加しますが，感染初期には抗原量が少ないため偽陰性になることが知られています。一方，抗菌薬曝露の前に膿性痰を採取していれば，喀痰グラム染色で肺炎球菌を確認することは十分可能です。肺炎球菌以外の共感染があっても視覚的に確認ができることを踏まえると，最初に吸引痰採取をトライしなかったのはもったいなかったといえま

す。

　患者への負担は少し生じますが，原因菌不明であれば広域抗菌薬が投与される機会
も増えるので，吸引してでも喀痰グラム染色と培養検査は実施するとよいでしょう。

薬剤耐性をみたければ培養検査を

　肺炎球菌性肺炎時の尿中抗原検査は感度70％程度，特異度80〜100％ですが，喀痰グ
ラム染色は感度50〜70％，特異度60〜90％です。特異度は尿中抗原に比べてやや低め
ですが，感度は同程度です。尿中抗原検査は，排痰が困難な場合や材料評価の悪い喀
痰が採取された場合や，抗菌薬がすでに投与されている場合，グラム染色ができる環
境が整っていない場合では，喀痰培養に比べると有用性の高い検査と考えます。

　一方で，培養検査は感受性検査を行ううえでも必要な検査です。尿中抗原検査では
薬剤耐性菌の確認ができないこともあるため，患者の状態や医療環境に応じて検査を
考え，病原菌の特定を行うとよいでしょう。

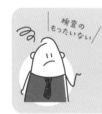

検査の
もったいない！

トラフ値の検査日を1日間違えて「測定値0」に

病院薬剤師

例えばこんなケース

▶ 80歳代女性。カテーテル関連血流感染（CRBSI）にてバンコマイシン注の投与設計依頼
　あり。初期設定量を電子カルテに記載し，採血（投与前トラフ値と投与2時間後）の依
　頼を医師へ行った。

▶ 処方は適切にオーダーされていたものの，本来採血のタイミングを翌日の投与前トラフ
　値と投与2時間後でオーダーすべきところを当日のオーダー指示となっていた。当然な
　がら，バンコマイシンをまったく投与していないため，測定値は0であった。

ちょっとした勘違いがミスのもとに……

　処方オーダーだけでなく，検査オーダーを行う際に日付を確認してオーダー登録を
行っていれば防げたミスでした。また，オーダー後，病棟に常駐している薬剤師に一
言，「バンコマイシンの処方オーダーと検査オーダーを入れた」と伝達してもらえれば

病棟薬剤師のほうでも改めて確認することもできます。

　当院では「抗菌薬TDM臨床実践ガイドライン2022」[1]を活用し，投与設計および血液検査のうち，バンコマイシンの血中濃度の検査オーダーを薬剤師が行っています。これは適切な治療を推進するために，薬剤師に認められている現行法の業務のなかで，医師と合意したプロトコールに従って薬剤師が主体的に実施する業務を行う「PBPM（プロトコールに基づく薬物治療管理）」の一環として開始したものです。

　現在使用されている電子カルテの処方オーダーには承認機能がないため，今後電子カルテのアップグレード時に処方代行入力を検討しています。2024年4月から開始された医師の働き方改革にもつながるタスク・シフト/シェアの一環としてPBPMの活用が推進されはじめています。

> **矢吹先生のひとことコメント**
>
> 　オーダー日のエラーは日常的に散見されますね。まさにあるあるケースでした。PBPM導入も素晴らしいですね。それ以外のアナログな方法として，TDMの際には，必ず採血指示を指示簿に記載するというのは重要かなと思いました。

（引用文献）
1)　日本化学療法学会, 他：抗菌薬TDM臨床実践ガイドライン2022. 日本化学療法学会雑誌, 70：1-72, 2022

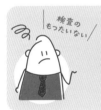

肺炎精査を提案したのに……

検査のもったいない

診療看護師

03
検査

例えばこんなケース

▶ 60歳代女性。介護区分 未申請
▶ S状結腸がんに対して腹腔鏡下S状結腸摘出術を施行。術後5日目に，微熱と呼吸困難感があるとのことで身体所見を確認。右下肺野背側にfine cracklesを聴取したため主治医に報告をしたが，検査数値に大きな異常はなかったため（白血球正常範囲内，CRP 1mg/dL未満），微熱は手術によるもので肺炎を疑う所見はまったくないの一点張り。「術後間もないので，念のためX線検査をしてはどうか」と提案するも実施せず。
▶ 翌日，早朝から咳嗽著明で38℃台の発熱。内科当直医師が血液検査，胸部X線を施行し

たところ，右下肺野に肺炎像を確認し抗菌薬投与開始となった。

報告をしている以上，疑わしい所見があれば，患者のもとに出向いて所見の確認をしてほしかったところです。医師が診察することで患者の不安も軽減したことでしょう。しかもこの主治医の場合，肺炎の見逃しについて「看護師の観察不足が原因」と看護師長を非難した一方で，提案を受けた当日には「看護師に指図された」と不服を唱えていたことも，ことさらに残念なポイントです。

確かに，診断をはじめ，検査指示や内服指示は医師のみに許可された行為で，看護師は医師の指示のもとに診療の補助を行うという旨が保健師助産師看護師法に明記されています。しかし，医師に提案や依頼をしてはならないわけではありません。医学と看護学はまったくの別物であり，当然のことながら，医学の下に看護学があるわけでも，看護学の下に医学があるわけでもありません。医学と看護学は学問として同等であるべきであり，お互いの意見を尊重しながら，何が患者にとって最善の選択かを決定すべきでしょう。

ただし，患者第一を考えれば主治医は別件を抱えていて忙しかった可能性も踏まえ，他の外科医に同様の報告を行い，指示をもらうべきでした。報告したことで満足してしまい，根本的な解決を行っていませんでした。医師とのコミュニケーションを常日頃から大切にしていれば，このようなことは起こらなかったのかもしれません。

矢吹先生のひとことコメント

診療看護師さん優秀ですね！　このタイミングで肺炎の初期徴候を見破れるなんて素晴らしいなと思います。一方で，その後の医師の訴えを聞くと，提案の仕方には課題があるかもしれないと感じました。このタイミングでの異常は軽微な状態であり，一般的には「本当に肺炎？」と懐疑的になってしまうのもやむをえないかもしれません。頻呼吸や軽度の低酸素血症などがなかったかも気になります。そういった所見があれば，肺雑音だけでなく総合的にプレゼンテーションできたかもしれません。

考察されているように，診断や治療において医師の判断は重要です。だからこそ医師が思わず「行動してみようかな」「あ，ちょっと気になるな」と思えるような，情報提示のあり方の工夫は考えてみたいところです。最近はやりの「ナッジ」などの行動経済学的視点はとても重要な示唆を与えてくれると思います。

Rehabilitation

\リハビリの
ありがたい/

予防につながる地域活動を快く後押し

作業療法士

例えばこんなケース

▶ 地域との連携や介護予防にも力を入れているＡ整形外科クリニック。毎月1回，地域の住民向けにリハビリ職のスタッフが「体操教室」を開催している。内容は「肩こり予防」や「認知症予防」など，地域の高齢者からのニーズが高いもの。

▶ 「地域に還元できること」としてリハスタッフが提案し，院長でもある医師が院内の施設を使うことを快諾。以降約5年間継続している。

暮らしを守るために地域活動は欠かせない

　リハビリテーションは，機能が回復すれば終わりではありません。理学療法士，作業療法士，言語聴覚士などのリハビリテーション職が他職種と連携しながら，機能回復したあとにその人が「どう暮らしていくか」を考え，暮らしを守り続けることが大切です。一方で，現在の制度内容（加算体制）ではそれが実現しにくく，機能が回復すれば介入をやめてしまうケースは少なくありません。結果，モヤモヤを抱えているリハ職も多いのではないでしょうか。

　このクリニックでは，リハ職のそうした気持ちを地域のニーズにつなげ，介護予防にも役立つ活動を継続して行っています。提案するリハ職一人ひとりの主体性や，それができる組織内の空気感も素晴らしいですし，それを受けて医師（院長）が院内の施設を提供する許可を出せることも，細かいようで大切な成功要因だと思います。

　こうした活動が広がりにくい理由として，「活動自体が加算（収入）にならない」ということがあります。一方で，医療や福祉にはやはり地域全体・社会全体を支える役割があるのも事実です。日々の業務だけでも多忙な業界で「地域」に目を向けるのは，決して簡単なことではありませんが，このクリニックでは地域に寄り添う医療を掲げ，必要なことを一つひとつ行っています。

　そのなかで，やはり医師側からの理解があり，率先して協力してくれることは継続に大きくつながっています。

ぜひ医師に，心強い味方になってほしい

　筆者が知っているいくつかの勉強会では，医師が主導となって行っているものもあ

04
リハビリ

ります。リハ職に対して医師から呼びかけてもらうことで，より多くの専門職の意識が「病院内・施設内のみ」の視点から「その後の暮らしも含めたもの」に変わっていく光景を目にしてきました。

「影響力」の観点からしても，医師からリハ職や多職種に今後必要となるような動きを伝えていくことで，「長生きはできるけど幸せではない」という声が小さくなり「幸せに長生きしている」人が多くなる地域になっていくと思っています。

コ ラ ム

**「長生きはできるけど幸せではない」いまの医療と，
「幸せに長生きしていく」これからの医療に向けて**

医療が進歩し，高齢になっても病を抱えても長生きできる社会になりました。しかし，そんな超少子高齢社会の日本がいま抱える課題は「長生きはできるけど幸せではない」という声が確かにあることです。その声は，病院内や施設内よりも，むしろそうした場所を出たあとに多く聞かれます。このような課題に対して，英国などの国々を中心に，医療だけではなく地域を巻き込んで人々を支えていく動きが，いま少しずつ大きくなっています。

日本では，その動きのなかで今後重要な役割を担う職種の一つが理学療法士や作業療法士，言語聴覚士などのリハビリテーション職だといわれています。これらの職種が今後地域で活動するなかで，医師との連携は欠かせない要素の一つです。

休日の自主的な活動を中止するよう注意された

作業療法士

例えばこんなケース

▶ ある大学病院に勤める作業療法士は，近年の流れを受けて積極的に地域の活動や勉強会に顔を出してた。そして数年が経過し，さまざまな経験を積んだ結果，彼自身も地域で作業療法士としての専門知識を活かした活動を開始。主な活動は，休日に依頼を受けて子どもたちの居場所に出向いて特性に合った対応方法の助言をしたり，高齢者サロンで必要な体操を教えたり，家族向けに勉強会を行ったりすることなど。

▶ しかし院内の医師は，休日であっても，これらの活動は病院に所属するものと見なされ，病院の評判に傷をつけるリスクがあるため，中止するよう指示。同様に，「院外の勉強会への参加は禁止されている」と告げた。

院外活動はこれからどんどん求められていく

　作業療法士などのリハ職は，これからはどんどん地域に出向いていくことが求められていきます。一方で，こうした時代の流れにリハ職の教育システム自体が追いついていないことも多々あります。そのため，現場に出た作業療法士が地域活動を行っていくためには，積極的に病院の外で経験を積んでいく必要があります。

　その活動を，所属する病院の医師が止めてしまうことは，いままさに求められている「地域医療・福祉の発展」を阻害してしまう「もったいない事例」であるように思います。

受け入れられる落としどころをともに探ってほしい

　矛盾してしまうかもしれませんが，大学病院側の言い分も一部理解できます。大きな組織ほど，従業員の休日とはいえそこで起きたトラブルに関して「無関係」を貫けるかというと，難しさもあるかもしれません。しかし，生活のあり方が猛スピードで多様に変化していく今日では，それに沿って医療福祉の役割も大きく変化しつづけていきます。こうした時代に，「自ら動き学んでいくことのできるスタッフ」はとても貴重な存在です。「最低限気をつけてほしいこと」などをあらかじめ伝えたうえで，多少のリスクを背負ってでもこうした行動を肯定し，受け入れていくことが必要だと思います。

04

リハビリ

大きな病院内でも，医師の影響力が他職種よりも大きいことは往々にしてあります。管理職でなくても，医師自身もこれからの医療・福祉のあり方について理解し，院外での行動を積極的に勧める発言などをしていくことで，少しずつですが「大病院のあり方」も変わっていくと考えています。

もっと知りたい！

From：Webアンケート
Question：あなたが経験した「もったいないコンサルト」を教えてください

自宅に帰してあげたかった

　退院して自宅に帰ることができる可能性があったのに，主治医の判断により退院できなくなり，長期的入院となったことや，施設入所となったことが何度もありました。

（作業療法士）

索引

読者アンケートのご案内

本書に関するご意見・ご感想をお聞かせください。

下記QRコードもしくは下記URLから
アンケートページにアクセスしてご回答ください
https://form.jiho.jp/questionnaire/book.html

※本アンケートの回答はパソコン・スマートフォン等からとなります。
　稀に機種によってはご利用いただけない場合がございます。
※インターネット接続料、および通信料はお客様のご負担となります。

もったいないコンサルト
「他科」「他職種」が本気で喜ぶ依頼のしかた

定価　本体3,200円（税別）

2024年 5 月25日　発　行

編　集　　矢吹 拓

発行人　　武田 信

発行所　　株式会社 じ ほ う

　　　　　101-8421　東京都千代田区神田猿楽町1-5-15（猿楽町SSビル）
　　　　　振替　00190-0-900481
　　　　　＜大阪支局＞
　　　　　541-0044　大阪市中央区伏見町2-1-1（三井住友銀行高麗橋ビル）
　　　　　お問い合わせ　https://www.jiho.co.jp/contact/

©2024　　　　　　　　組版　HON DESIGN　　印刷　シナノ印刷(株)
Printed in Japan

万一落丁，乱丁の場合は，お取替えいたします。

ISBN 978-4-8407-5590-0